Dr.のための
「知ってトクする」
診療所 レセプト
Q&A 116

株式会社ウォームハーツ代表取締役
長面川さより 著

序文

　近年，医療政策・関連法令などの多岐にわたる情報量と2025年に向けての方向性を示す医療・社会保障と税一体改革に鑑み，医療機関経営にも著しい変化の波が押し寄せています。

　その方向性の指針は，2年ごとの診療報酬改定の項目に顕著に反映されていますが，診療報酬の項目は多岐にわたっており，先生方が行う医療(診療)の対価である「診療報酬」を請求するための「点数表」は難解な記述が多くあります。また，請求後のレセプトにおける「査定・返戻」や行政における個別指導等，日々の運用がとても重要となります。そこで，「診療報酬」の難解な箇所をポイントとし，日々の運用がスムーズに行えますよう，2018年度に改定された内容も含め，新しい情報を解説しました。

　開業なさる先生方は，診療を担う医師であり，さらに「経営者」として様々な情報を網羅し，診療所の運営・経営を司る重責も担っており，その日々の労働は過酷なものと推察いたします。

　本書が診療を担う先生方，経営に参画される職員の皆様の一助になりますことを願い，少しでもお役に立つことができましたら幸いです。

　出版にあたり，ご尽力頂きました日本医事新報社出版局の皆様に心から感謝申し上げます。

2018年6月

(株)ウォームハーツ
代表取締役　長面川さより

contents

第1章 保険診療の基礎知識

- **Q01** 医療保険の種類は？ …………………………………………… *1*
- **Q02** 保険給付とは？ ………………………………………………… *4*
- **Q03** 保険診療に制限はある？ ……………………………………… *6*
- **Q04** 患者一部負担金と保険外負担（実費徴収できるもの）は？ ……… *8*
- **Q05** 混合診療と保険外併用療養費とは？ ………………………… *13*
- **Q06** 公費負担医療制度の患者一部負担金は？ …………………… *17*

第2章 保険診療のルール

- **Q07** 保険医・保険医療機関の届出とは？ ………………………… *21*
- **Q08** 公費負担医療指定医療機関の届出とは？ …………………… *23*
- **Q09** 保険医・保険医療機関としてのルールは？ ………………… *25*
- **Q10** 療養担当規則の具体例は？ …………………………………… *27*
- **Q11** カルテ記載の必要事項は？ …………………………………… *29*
- **Q12** 診療の対価（診療報酬）とカルテ記載の必須事項は？ …………… *32*

第3章 診療報酬請求のしくみ

- **Q13** 診療報酬の請求（レセプト）とは？ ………………………… *34*
- **Q14** 診療報酬の請求と入金は？ …………………………………… *37*

Q15	点数表の構成は？	39
Q16	施設基準の届出とは？	42
Q17	領収証と明細書の違いは？	46

第4章 診療報酬請求の各項目ポイント

〈基本診療料〉

Q18	診療時間によって診察料は異なる？	48
Q19	診療所の休診日は休日加算の対象？	52
Q20	継続受診時の他疾患発症の診察料は？	54
Q21	診察料が算定できないケースは？	57
Q22	かかりつけ医機能の体制評価は？	59
Q23	時間外対応加算と明細書発行体制等加算とは？	61
Q24	電話等の指示や家族が来院した場合の診察料は？	63
Q25	地域包括診療加算と地域包括診療料の違いとは？	65

〈特掲診療料 ▶ 医学管理等〉

Q26	オンライン診療料算定時の留意点は？	70
Q27	特定疾患療養管理料の対象疾患は？	74
Q28	特定疾患療養管理料の対象疾患であっても算定できないケースは？	76
Q29	特定薬剤治療管理料1（薬剤血中濃度）の対象薬剤・対象疾患は？	79
Q30	特定薬剤治療管理料1の算定点数の相違は？	82

- **Q31** 2種以上の薬剤血中濃度測定の特定薬剤治療管理料1の算定は？ …………………………………………………………… *85*
- **Q32** 悪性腫瘍特異物質治療管理料とは？ ………………………………… *87*
- **Q33** 悪性腫瘍の確定診断後の他疾患についての腫瘍マーカー検査の算定は？ ………………………………………………………………… *89*
- **Q34** 疾患や標榜診療科が限定の医学管理料は？ ………………………… *91*
- **Q35** 小児科に関わる医学管理指導って何？ ……………………………… *94*
- **Q36** 小児科外来診療料と小児かかりつけ診療料（包括点数）は小児科にとってプラスになる？ ……………………………………… *98*
- **Q37** 地域包括診療料の包括項目と算定の留意点は？ ………………… *106*
- **Q38** 薬剤の適正使用に関連する新設項目とは？ ……………………… *108*
- **Q39** 生活習慣病に対しての生活習慣病管理料の包括項目，処方がない場合の算定は？ …………………………………………… *112*
- **Q40** 栄養食事指導料は医師が行った場合は，算定できない？ ……… *116*
- **Q41** ニコチン依存症の治療を中断した患者の再指導の算定は可能？ ……………………………………………………………………… *119*
- **Q42** 維持期リハビリから介護リハビリへの移行を支援した場合の算定は？ ……………………………………………………………… *121*
- **Q43** 1人の患者に同一日に2か所の医療機関へ診療情報提供書を交付した場合の算定は？ ……………………………………………… *123*
- **Q44** 診療情報提供書はどの医療機関に対しても同じ費用（点数）？ …………………………………………………………… *125*
- **Q45** 薬剤情報提供料は内視鏡前の検査薬剤に対しての説明でも請求できる？ ……………………………………………………………… *128*
- **Q46** 薬剤の変更等があった場合，新たな薬剤情報提供料の算定は可能？ ……………………………………………………………………… *130*
- **Q47** 認知症サポート医と認知症治療に関する診療報酬とは？ ……… *132*

〈特掲診療料 ▶ 在宅医療〉

Q48 往診と訪問診療の違いは？ ……………………………………… *139*

Q49 在宅療養支援診療所・支援病院の届出を行うとは？ …………… *149*

Q50 在宅療養支援診療所・支援病院届出医療機関の算定点数が異なる項目は？ ……………………………………………………………… *152*

Q51 在宅時医学総合管理料（在医総管）とは？
施設入居時等医学総合管理料（施医総管）とは？ …………… *154*

Q52 在宅がん医療総合診療料とは？ ………………………………… *164*

Q53 2つ以上の在宅療養指導管理料の算定は可能？ ……………… *167*

Q54 在宅で用いる医療材料や機器の算定は？ ……………………… *170*

Q55 在宅自己注射薬剤長期投与に伴い
血糖自己測定使用材料と針も同様に算定可能？ ………………… *173*

〈特掲診療料 ▶ 投薬〉

Q56 低薬価薬剤の審査取り扱いとは？ ……………………………… *176*

Q57 向精神薬の多剤投与であっても，減額（減算）にならない
除外内容がある？ ………………………………………………… *178*

Q58 湿布薬70枚超の算定は？ ………………………………………… *185*

Q59 処方料（処方箋料）の点数の相違は？ ………………………… *187*

Q60 複数診療科の各担当医師の同一日処方の算定は？ …………… *190*

Q61 特定疾患処方管理加算の点数の相違は何？ …………………… *192*

Q62 外来後発医薬品使用体制加算の対象薬剤は
院内使用のすべての薬剤になる？ ……………………………… *194*

Q63 処方箋を紛失してしまった患者に
再び処方箋を交付することは可能？ …………………………… *197*

v

〈特掲診療料 ▶ 注射〉

Q64 注射を行う内容により注射実施料が異なる？ ………………… *199*

Q65 ビタミン剤の投与は制限がある？ ……………………………… *201*

Q66 注射で算定できる医療材料は？ ………………………………… *203*

〈特掲診療料 ▶ 処置〉

Q67 処置を行っても算定できない項目の場合，
外来管理加算の算定は？ ………………………………………… *206*

Q68 処置を行った時間で算定点数が異なる？ ……………………… *209*

Q69 処置を行う広さで点数が異なる？ ……………………………… *211*

Q70 打撲・捻挫等の固定する方法により算定が異なる？ ………… *213*

Q71 今改定で人工腎臓の算定はどのように変更になったのか？ … *215*

Q72 下肢末梢動脈疾患指導管理加算は，人工透析を行っている
全員にリスク評価が必要？ ……………………………………… *219*

Q73 疣贅・軟属腫の処置点数は異なる？ …………………………… *222*

Q74 四肢ギプス包帯の算定は1肢ごと？ …………………………… *224*

Q75 関節穿刺等対象部位を左右に行った場合，
それぞれ算定できる？ …………………………………………… *226*

Q76 介達牽引を腰，消炎鎮痛等処置を肩と，部位が異なる場合は，
それぞれ算定可能？ ……………………………………………… *228*

〈特掲診療料 ▶ 手術・麻酔〉

Q77 手術を行った時間や年齢で点数が異なる？ …………………… *230*

Q78 手術に使用した医療材料等の留意事項は？ …………………… *232*

Q79 手術を行った傷等の長さ・深さ・部位によって
点数が異なる項目がある？ ……………………………………… *234*

Q80 創傷処理の部位や縫合の方法で点数に差異がある？ ………… *238*

- **Q81** 内視鏡による手術料の算定は部位（臓器）により異なる？ …… *240*
- **Q82** 同一日，異なる部位の神経ブロックは，それぞれ算定できる？ …………………………………………… *243*

〈特掲診療料 ▶ 検査・病理診断〉

- **Q83** 院内で検査施行または当日検査結果が必要な検査項目とは？ ………………………………………………… *246*
- **Q84** 検査結果を当日文書で情報提供を行った場合に算定できる項目は？ ……………………………………………… *249*
- **Q85** 尿沈渣と尿の細菌顕微鏡検査は同時に算定不可？ ……… *252*
- **Q86** 審査で査定減点になりやすい算定に制限がある内容とは？ …… *254*
- **Q87** 検査施行時の検体等を採取する費用の算定漏れが起こりやすい項目は？ …………………………………………… *258*
- **Q88** 他の医療機関から持参した検査結果の読影による点数がある項目は？ ………………………………………………… *260*
- **Q89** 病理組織採取を複数臓器に行った場合の算定は？ ……… *262*

〈特掲診療料 ▶ 画像診断〉

- **Q90** 診療時間以外で行った画像診断・検査（検体）は，加算点数がある？ ………………………………………… *264*
- **Q91** 他の医療機関から持参した画像フィルムや画像データの読影料の算定は？ ………………………………… *266*
- **Q92** 部位が異なる撮影であっても一連となり査定・減点になってしまう撮影は？ ……………………………… *269*
- **Q93** 電子媒体に保存した画像をフィルムにプリントした場合，フィルム料は算定可能？ ………………………………… *273*
- **Q94** 同時に異なる部位のCT撮影は，それぞれの撮影料の算定が可能？ ……………………………………………………… *275*
- **Q95** 同一月，CTとMRI撮影を施行した場合の算定は？ …… *277*

vii

- **Q96** 電子カルテのオーダ入力で点数が間違っているケースがあるって本当？ ……… *279*

〈特掲診療料 ▶ 精神科専門療法〉

- **Q97** 心身医学療法は精神科標榜医療機関のみの算定？ ……… *281*
- **Q98** 認知療法・認知行動療法と通院精神療法は同一日に算定できる？ ……… *284*
- **Q99** 通院・在宅精神療法は行う時間の規定がある？ ……… *286*

〈特掲診療料 ▶ リハビリテーション〉

- **Q100** 目標設定等支援・管理料はすべての患者に行わなければならない？ ……… *291*
- **Q101** 医療と介護の同時改定において，リハビリテーションに関連する留意事項は？ ……… *296*
- **Q102** 介護保険で通所リハビリを行っている患者に対して，診療所のリハビリ算定も可能？ ……… *302*

第5章 具体的レセプト事例

- **Q103** 発作を繰り返す慢性的な疾患の病名開始日は？ ……… *307*
- **Q104** 病名と手術，画像診断の不一致の確認は？ ……… *311*

第6章 レセプト審査・行政指導

- **Q105** 返戻と査定・過誤調整ってどう違う？ ……… *314*
- **Q106** 返戻や減点になってしまった請求の処理は？ ……… *317*

第7章 文書（診断書・意見書・証明書等）の費用

- **Q107** 学校内でけがをした。証明用紙の記載希望があったが、費用は徴収可能？ …………………………………………………… *320*
- **Q108** 傷病による勤務不能の証明の費用は？ ……………………………… *322*
- **Q109** 接骨院宛ての施術同意書は請求可能？ ……………………………… *324*
- **Q110** 交通事故の診断書は患者負担？　保険会社に請求？ ………… *326*
- **Q111** 訪問看護ステーションに対しての指示書の請求は？ ……………… *330*
- **Q112** 喀痰吸引の指示は訪問看護の指示書を使用？ ……………………… *334*
- **Q113** 介護保険の居宅療養管理指導算定患者に，調剤薬局への診療情報提供料の請求は可能？ ……………………… *338*
- **Q114** 保険請求できる文書にはどのようなものがある？ ……………… *341*
- **Q115** 保険外として実費請求できる文書にはどのようなものがある？ …………………………………………… *343*
- **Q116** 患者請求不可の文書にはどのようなものがある？ ……………… *346*

資料

レセコンより出力可能なデータを院内経営分析に活用しよう！ ……… *348*

索引 ……………………………………………………………………………… *351*

第1章　保険診療の基礎知識

医療保険の種類は？

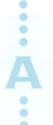

医療保険は「被用者保険（通称：社保）」と「国民健康保険（通称：国保）」，後期高齢者医療制度の3種類に大別されます。その他，公費負担医療制度により社会福祉・公衆衛生等を補う保障については**Q06**にてお伝えします。

解説

□日本の医療保険制度は国民皆保険制度と呼ばれ，国民全員に保険加入が保障されています。サラリーマン等は「被用者保険（別名：職域保険）」に，自営業や無職の場合は「国民健康保険（別名：地域保険）」に加入します。65歳以上の一定の障害のある方や75歳以上は，後期高齢者医療制度が設けられています。

POINT

- ◎ 被用者保険（職域保険）
- ◎ 国民健康保険（地域保険）
- ◎ 後期高齢者医療制度
- ◎ その他　公費負担医療制度

＜被用者保険の種類＞

- 被用者として加入している本人とその家族

法別番号	名　称	保険者
01	協会けんぽ	全国健康保険協会管掌健康保険
02	船員保険	〃
03・04	日雇保険	〃
06	健康保険組合	各種健康保険組合
07	自衛官（家族は共済31）	自衛官共済
31～34	共済組合	国家・地方公務員及び学校共済等
63	特例退職被保険者	特定健康保険組合
72～75	特例退職組合員	特定共済組合

＜国民健康保険の種類＞

- 被用者保険に加入していない者

法別番号	名　称	保険者
	市町村国保	全国の市区町村
	国民健康保険組合	国民健康保険組合
67	退職者医療制度 平成26年度末で経過措置終了※	全国の市区町村
	国保被保険者資格証明書 （保険料滞納者　Q02参照）	全国の市区町村

※平成27年度以降は，退職被保険者全員が65歳到達等で前期高齢者（一般被保険者）となる（あるいは喪失する）まで，退職被保険者等が属する市町村においては制度を存続させることになります。

＜後期高齢者医療制度＞

- 75歳以上
- 65歳以上～75歳未満の一定の障害者

法別番号	名　称	保険者
39	後期高齢者医療制度	広域連合

＜その他　公費負担医療制度＞
- 生活保護を受けている患者
- 保護者のいない児童福祉法の患者

上記の場合は各種公費負担医療制度で請求します。（**Q06**参照）

第1章　保険診療の基礎知識

Q 02 保険給付とは？

 健康保険の種類や年齢に応じて給付率が異なります。また，公費負担医療制度を利用する場合は「公費の種類」に応じて給付率等が変わります（**Q06**参照）。

 解説

□ ほとんどの医療保険では本人もその家族も一律7割が健康保険から給付されます。国民健康保険においては「国保組合の本人」のみが給付率をそれぞれ設定していますのでご留意下さい。また，高齢者や乳幼児は給付率が次ページのように設定されています。

POINT
- ◎ 社会保険・国民健康保険
- ◎ 義務教育就学前
- ◎ 70〜74歳高齢受給者
- ◎ 後期高齢者医療制度

<給付>

0〜6歳※1	6〜69歳※2	70〜74歳	75歳以上
8割給付	7割給付（国保組合等例外あり）	8割・9割給付 または 7割給付	9割給付 または 7割給付

※1 義務教育就学前
※2 義務教育就学後

> 特例措置が過ぎたら9割→8割

<医療保険の種類と給付割合>

一般	本人	家族	義務教育就学前
社会保険	7割	7割	8割
国民健康保険（市町村国保）	7割	7割	8割
国民健康保険（国保組合）	7〜10割	7割	8割

高齢者	上位所得者	一般所得者
高齢受給者（70〜74歳）	7割	8割※3
後期高齢者（75歳以上）	7割	9割

> 平成26年4月1日までに70歳の誕生日を迎えた患者さまは75歳の誕生日の前日まで9割

※3 平成26年4月2日以降に70歳の誕生日を迎える患者さまが該当します。

- 義務教育就学前とは，小学校に就学する前の3月31日までをいいます。
- 患者さまは給付されない残りの部分を一部負担金として医療機関の窓口で支払います。
- 国民健康保険の保険料を滞納している患者さまは市区町村から「国保被保険者資格証明書」が交付されます。医療機関の窓口においては10割全額自己負担となります。
  ただし，後日保険料を納付して自治体の国保の窓口で申請すれば，一部負担金を除いた額が戻ってきます。

第1章　保険診療の基礎知識

保険診療に制限はある？

健康保険で請求できる診療内容は「健康保険法」で定める範囲内に限られます。

□健康保険法は，疾病の治療に関するものを診療範囲と定めています。つまり疾病ではない「健康診断」，「予防医療」，「美容形成」，「第三者行為（交通事故など）」は健康保険では扱えません。

POINT

◎ 健康保険法に定める診療範囲であること

◎ 療養担当規則を順守すること

◎ 混合診療の場合は具体的に決められた内容に限り自費請求可能

＜健康保険法の定義＞

●療養の給付の範囲

　療養の給付とは，健康保険の被保険者が業務以外の事由により病気やけがをしたときに，健康保険で治療が受けられることをいう。

　療養の給付の範囲は以下のとおりです。

　①療養の給付
- 診察
- 薬剤又は治療材料の支給
- 処置，手術その他の治療
- 在宅で療養するうえでの管理，その療養のための世話，その他の看護
- 病院又は診療所への入院，その療養に伴う世話，その他の看護

　②入院時食事療養費
　③入院時生活療養費
　④保険外併用療養費
　⑤訪問看護療養費

第1章　保険診療の基礎知識

Q04 患者一部負担金と保険外負担（実費徴収できるもの）は？

患者さまから徴収する「患者一部負担金」の他に「実費で徴収できる項目」が別途定められています。

□ 保険診療以外に発生する項目については「医療機関が負担するもの」と「患者が実費負担するもの」に分けられています。患者さまから実費徴収可能な項目については，以下の対応が必要です。

POINT

- ◎ 院内の見やすい場所に実費徴収するサービス等の内容と料金を掲示する
- ◎ 患者にわかりやすく説明したうえで，サービス等の内容と料金を明示した文書に同意・署名をもらう
- ◎ 他の費用と区別した内容のわかる領収書の発行
- ◎「お世話料」，「施設管理料」，「雑費」などの曖昧な名目での実費徴収はしない

＜実費徴収が認められるもの：患者が負担する項目＞

A. 日常生活上のサービスに係る費用
　①おむつ代，尿とりパット代，腹帯代，T字帯代
　②病衣貸与代（手術，検査等を行う場合の病衣貸与を除く）
　③テレビ代
　④理髪代
　⑤クリーニング代
　⑥ゲーム機，パソコン（インターネットの利用等）の貸出し
　⑦MD，CD，DVDの各プレーヤーの貸出し及びそのソフトの貸出し
　⑧患者図書館の利用料　　　等

B. 公的保険給付とは関係のない文書の発行に係る費用
　①証明書代
　　（例）産業医が主治医に依頼する職場復帰等に関する意見書[※1]，生命保険等に必要な診断書等の作成代　　等
　②診療録の開示手数料
　　閲覧，写しの交付等に係る手数料
　③外国人患者が自国の保険請求等に必要な診断書等の翻訳料　　等

C. 診療報酬点数表上，実費徴収が可能なものとして明記されている費用
　①在宅医療に係る交通費
　②薬剤の容器代
　　ただし，原則として保険医療機関等から患者へ貸与するものとする　等

D. 医療行為ではあるが治療中の傷病に対するものではないものに係る費用
　①インフルエンザ等の予防接種，感染症の予防に適応を持つ医薬品の投与
　②美容形成（しみとり等）
　③禁煙補助剤の処方
　　ア．スクリーニングテストでニコチン依存症と診断されなかった場合

であって，ニコチン依存症以外の疾病について治療中の患者に対して
　　　処方する場合
　　イ．禁煙に成功後，不安を解消するため患者の希望で服用する場合
　④治療中の疾病又は負傷に対する医療行為とは別に実施する検診（治療
　　の実施上必要と判断し検査等を行う場合を除く）

E. その他
　①保険薬局における患家への調剤した医薬品の持参料
　②日本語を理解できない患者に対する通訳料
　③他院より借りたフィルム（画像記録CD等含む）の返却時の郵送代
　④院内併設プールで行うマタニティスイミングに係る費用　　等
　⑤患者都合による検査のキャンセルに伴い使用不可となった検査の薬剤
　　（予約等に当たり患者都合によるキャンセルの場合に費用徴収がある
　　旨を事前に説明し同意を得ること）
　⑥院内託児所・託児サービス等の利用料
　⑦手術後のがん患者に対する美容・整容の実施講習等
　⑧有床義歯の名入れ（刻印・プレートの挿入等）
　⑨画像・動画情報の提供に係る費用〔B010診療情報提供料（Ⅱ）を算定す
　　るべき場合を除く〕
　⑩公的な手続き等の代行に係る費用

＜実費徴収が認められないもの：医療機関が負担する項目＞

A. 手技料等に包括されている材料やサービスに係る費用
　①入院環境等に係るもの
　　ア．シーツ代
　　イ．冷暖房代
　　ウ．電気代（ヘッドホンステレオ等を使用した際の充電に係るもの等）
　　エ．清拭用タオル代
　　オ．おむつの処理費用
　　カ．電気アンカ・電気毛布の使用料
　　キ．在宅療養者の電話診療料

ク．医療相談料
　　　ケ．血液検査など検査結果の印刷費用　　等
　②材料に係るもの
　　　ア．衛生材料代（ガーゼ代，絆創膏代等）
　　　イ．おむつ交換や吸引などの処置時に使用する手袋代
　　　ウ．手術に通常使用する材料代（縫合糸代等）
　　　エ．ウロバック代
　　　オ．皮膚過敏症に対するカブレ防止テープの提供
　　　カ．骨折や捻挫などの際に使用するサポーターや三角巾
　　　キ．医療機関が提供する在宅医療で使用する衛生材料等
　　　ク．医師の指示によるスポイト代
　　　ケ．散剤のカプセル充填のカプセル代
　　　コ．一包化した場合の分包紙代及びユニパック代　　等
　③サービスに係るもの
　　　ア．手術前の剃毛代
　　　イ．医療法等で設置が義務付けられている相談窓口での相談料
　　　ウ．車いす用座布団等の消毒洗浄費用
　　　エ．インターネット等より取得した診療情報の提供料
　　　オ．食事時のとろみ剤やフレーバーの費用　　等

B．診療報酬の算定上，回数制限のある検査等を規定回数以上に行った費用
　①費用を徴収できるものとして，厚生労働大臣が定めたものを除く[※2]

C．新薬，新医療機器，先進医療等に係る費用
　①薬事法上の承認前の医薬品，医療機器
　　（治験に係るものを除く）
　②適応外使用の医薬品
　　（評価療養を除く）
　③保険適用となっていない治療方法
　　（先進医療を除く）

※1 2018年改定におきまして，B001-9療養・就労両立支援指導料が新設されました。就労中のがん患者の療養と就労の両立支援のため，患者の勤務先の産業医に診療情報の提供を行った場合，保険請求可能です。
※2 費用を徴収できるものとして，厚生労働大臣が定めたもの
- D009 3　癌胎児性抗原（CEA）
　　　　　　α-フェトプロテイン（AFP）
- H000　　心大血管疾患リハビリテーション料
- H001　　脳血管疾患等リハビリテーション料
- H001-2　廃用症候群リハビリテーション料
- H002　　運動器リハビリテーション料
- H003　　呼吸器リハビリテーション料
- I008-2　精神科ショート・ケア
- I009　　精神科デイ・ケア
- I010　　精神科ナイト・ケア
- I010-2　精神科デイ・ナイト・ケア

第1章 保険診療の基礎知識

Q05 混合診療と保険外併用療養費とは？

日本の医療保険制度は混合診療を禁止しています。しかし「保険外併用療養費」として規定されている項目においては実費請求が可能です。

解説

□混合診療とは，一連の診療の中で保険診療と自費診療を併せて行うことを指します。例えば美容形成などは保険診療が認められていませんので，投薬や注射等の薬剤を含めたすべての治療を自費で請求しなくてはなりません。

POINT

◎ 混合診療は原則禁止
◎ 保険外併用療養費として認められているもの
　● 評価療養
　● 選定療養
　● 患者申し出療養

13

＜保険外併用療養費＞

①先進医療を行った場合　　　　②美容形成を行った場合
　（先進部分のみ自費）　　　　　　（すべてが自費）

先進医療	｝自費
医学管理 投薬 注射 検査 画像 入院料等	｝保険

美容形成手術	｝自費
医学管理 投薬 注射 検査 画像 入院料等	｝自費

＜保険外併用療養費の種類＞

● 評価療養

A. 医療技術に係るもの
　① 先進医療

B. 医薬品・医療機器に係るもの
　① 医薬品の治験に係る診療
　② 医療機器の治験に係る診療
　③ 再生医療等製品の治験に係る診療
　④ 薬価基準収載前の承認医薬品の投与
　⑤ 保険適用前の承認医療機器の使用
　⑥ 保険適用前の承認再生医療機器等製品の使用
　⑦ 薬価基準に収載されている医薬品の適応外使用
　⑧ 保険適用されている医療機器の適応外使用
　⑨ 保険適用されている再生医療機器等の適応外使用

〈参考資料〉医薬品の治験に係る診療の保険外併用療養費の扱い

診療項目	企業主導	医師主導
全ての検査，画像診断	企業負担	保険給付
治験薬の予定効能と類似効能の医薬品に係る投薬，注射	企業負担	患者負担可
治験薬に係る費用	企業負担	患者負担可
上記以外の費用	保険給付	保険給付

〈参考資料〉医療機器・再生医療等製品の治験に係る診療の保険外併用療養費の扱い

診療項目	企業主導	医師主導
検査，画像診断（当該機械器具等を使用した手術・処置を行った日前後1週間に行ったもの等）	企業負担	保険給付
当該機械器具等に係る点数表で評価されていない手術・処置	企業負担	患者負担可
治験に係る機械器具等の費用	企業負担	患者負担可
上記以外の費用	保険給付	保険給付

● 患者申し出療養
C．患者の申し出により，厚生労働大臣が個別に認める医療機関において行う医療
　①未承認の医薬品等，医薬品の適応外使用をしない新たな医療技術
　②未承認の医薬品等，医薬品の適応外使用を伴う医療

● 選定療養
D．快適性・利便性に係るもの
　①特別の療養環境の提供（入院と外来の室料差額）
　　届出様式として，別紙様式1の2という外来医療用もある
　②予約診察
　③時間外診察（緊急性があるものを除く）

E. 医療機関の選択に係るもの
　①200床以上の病院で紹介状を持参しない場合の初診
　②200床以上の病院の再診に係るもの
　③特定機能病院と500床以上の地域医療支援病院に紹介状なしで受診した場合（初・再診時）の定額負担（責務）
F. 医療行為等の選択に係るもの
　①制限回数を超える医療行為
　②180日を超える入院
G. 歯科に係るもの
　①前歯部の材料差額
　②金属床総義歯
　③小児う蝕治療後の継続管理

第1章　保険診療の基礎知識

公費負担医療制度の患者一部負担金は？

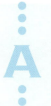

公費負担医療制度の一部には患者窓口負担の発生するものがあります。また医療保険と組み合わせて使う場合や2種類以上の公費を使用する場合は優先順位が決まっています。

解説

□ 公費には国が指定している公費と，都道府県により運営されている公費（助成制度）があります。ここでは全国共通である国の公費について解説します。

POINT

- ◎ 全額公費が負担するもの
- ◎ 医療保険を優先し，残りの部分を公費が負担するもの
- ◎ 医療保険を優先し，残りの部分を公費と患者が負担するもの

17

＜公費・医療費負担のしくみ＞

（例）1,250点の治療を行った場合

①全額公費負担

10割 公費

12,500円公費が負担

②医療保険優先（残りを公費が負担）

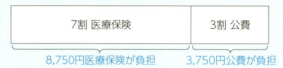

8,750円医療保険が負担　　3,750円公費が負担

③医療保険優先（残りを公費と患者が負担）

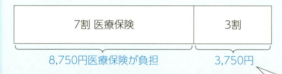

8,750円医療保険が負担　　3,750円

> 各種公費により患者の負担金に規定あり。また，所得に応じて負担金の異なる公費もあり，所得が低ければ②に該当する場合もある。

＜公費負担医療制度一覧表＞（公費優先順位はこの表と異なります）

法別番号	制度	医療保険との関係
13	戦傷病者特別援護法（療養の給付）	①公傷病は全額公費
14	〃　　　　　（更生医療）	②それ以外は医療保険適用
18	原子爆弾被爆者援護法（認定疾病）	①全額公費
19	〃　　　　　（一般疾病）	②医療保険優先（残りを公費）
28	感染症予防法（1・2類感染症等）	②医療保険優先（残りを公費）
29	〃　　（新感染症）	①全額公費
	〃　　（3・4・5類）	医療保険のみ（公費負担なし）

法別番号	制度	医療保険との関係
10	〃（結核適正医療37条の2）	③医療保険優先（残り25％公費，5％患者負担）
11	〃（結核命令入所37条）	③医療保険優先（残りを公費，ただし所得に応じ患者負担）
20	精神保健及び精神障害者福祉法（措置入院29条）	③医療保険優先（残りを公費，ただし所得に応じ患者負担）
21	障害者自立支援法（精神通院医療）	③医療保険優先（1割患者負担） •別に負担上限の設定あり
15	〃（更生医療）	
16	〃（育成医療）	
24	〃（療養介護医療）	
22	麻薬及び向精神薬取締法	③医療保険優先（残りを公費，ただし所得に応じ患者負担）
17	児童福祉法（療育の給付）	③医療保険優先（残りを公費，保護者の所得に応じた患者負担あり）
79	〃（障害児施設医療）	
52	〃（小児慢性特定疾患）	
53	〃（措置等）	
23	母子保健法（養育医療）	②医療保険優先（残りを都道府県又は市区町村が負担）
54	難病法（特定医療）	③医療保険優先（残りを公費と所得に応じた患者負担で配分）
51	特定疾患治療研究事業等	③医療保険優先（残りを公費と所得に応じた患者自己負担で配分）
38	肝炎治療特別促進事業	③医療保険優先（残りを公費と所得に応じた患者自己負担で配分）
66	石綿による健康被害の救済法	②医療保険優先（残りを公費）
12	生活保護法	③医療保険優先（残りを公費，所得・資産等により一部負担金の発生する場合がある） ①社会保険に加入していない場合は全額公費

〈例1〉

社会保険加入の本人が，原爆一般疾病（19）を申請した場合

治療に1,250点（12,500円の診療を行った場合）

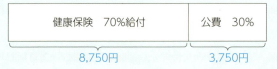

〈例2〉

社会保険加入の本人が，結核の適正医療（10）を申請した場合

結核治療に1,250点（12,500円の診療を行った場合）

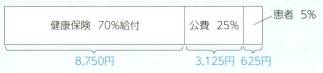

〈例3〉

社会保険加入の本人が，特定医療（54）を申請した場合
（患者の所得による一部負担金の月額上限5,000円とする）

治療に3,000点（30,000円の診療を行った場合）

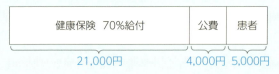

保険診療のルール

保険医・保険医療機関の届出とは？

病院や診療所など医療機関が「保険診療」を行う場合には届出が必要です。また，そこで治療を行う医師も「保険医」として登録を受ける必要があります。

□「保険医療機関」として保険診療を行うには，厚生労働大臣から指定を受けなければなりません。また，診療に従事する医師も厚生労働大臣に申請し，「保険医」としての登録を受けます。これを二重指定制度といいます。

POINT

◎厚生労働大臣への申請
- ●「保険医療機関」の指定
- ●「保険医」の登録

＜保険医療機関の申請＞
①管轄地の地方厚生局長等に所定の申請書を提出
　厚生労働大臣から指定を受ける。
②指定が決定
　「記号・コード番号」(7桁の数字)が通知される。
③指定の効力期限
　効力は6年だが，再指定ができない不正行為等がなければ，指定手続きは自動更新で継続とみなされる。

＜保険医の登録＞
①管轄地の地方厚生局長等に所定の申請書を提出
②登録の有効期限
　一度登録を受ければ，取り消しを受けない限り，従業先や住所に変更があっても再申請の必要なし。

第2章 保険診療のルール

公費負担医療指定医療機関の届出とは？

公費負担医療制度は指定医療機関しか使用できない場合があります。以下の公費を使用する場合は届出や申請が必要です。

☐ 公費を使用する場合には「医療機関として申請する」場合と「患者ごとの疾患を申請する」場合があります。

POINT

◎ 医療機関の申請
- 原爆一般疾病や労災など公費を使用できる医療機関として登録する

◎ 患者ごとの疾患を申請
- 難病法による特定医療費助成制度や精神通院医療などは患者ごとに申請しなければ使用できない

＜公費負担医療制度の指定（主なもの）＞

名　称（法別番号）	医療機関における指定の有無
戦傷病者特別援護法 　療養の給付（13） 　更生医療（14）	厚生労働大臣の指定する医療機関 （指定以外の医療機関の場合は代理請求が可能）
原子爆弾被爆者援護法 　認定疾病（18） 　一般疾病（19）	厚生労働大臣の指定医療機関 都道府県知事の指定
感染症予防法 　1・2類感染症等（28） 　新感染症（29） 　結核適正医療（10） 　結核命令入所（11）	都道府県知事が指定する医療機関 特定感染症指定医療機関（国が指定） 都道府県知事が指定する医療機関 都道府県知事が指定する医療機関
精神保健及び精神障害者福祉法 　措置入院（20）	都道府県知事の指定医療機関
障害者自立支援法 　更生医療（15） 　育成医療（16） 　精神通院医療（21） 　療養介護医療（24）	都道府県知事が指定する指定自立支援医療機関
児童福祉法 　療育の給付（17） 　小児慢性特定疾患治療研究事業（52） 　措置等（53） 　障害児施設医療（79）	厚生労働大臣又は都道府県知事が指定する指定医療機関 都道府県と契約した委託医療機関 児童福祉施設であれば定めなし 指定医療機関等
母子保健法 　養育医療（23）	都道府県知事が指定する養育医療機関
難病法（54）	都道府県知事が指定する指定医療機関
特定疾患治療研究事業（51）	都道府県知事と契約した受託医療機関
肝炎治療特別促進事業（38）	都道府県知事と契約した受託医療機関
石綿健康被害救済（66）	指定なし
生活保護法（12）	都道府県知事が指定する指定医療機関
麻薬及び向精神薬取締法 　麻薬，大麻又はあへんの慢性中毒（22）	指定なし 薬物依存病棟があること
労災・通勤災害	労災保険指定医療機関（RICに申請） 非指定医療機関でも労災患者の診療はできる

第2章 保険診療のルール

Q09 保険医・保険医療機関としてのルールは？

医療法，健康保険法などの法律に基づいて診療や医療費の請求を行いますが，その中でも「保険医療機関及び保険医療養担当規則」という省令には具体的に順守する内容が記載されています。

解説

□療養担当規則は「第1章　保険医療機関の療養担当」と，「第2章　保険医の診療方針等」で構成され，保険診療を行うにあたって守らなくてはならないルールが記載されています。

POINT

◎療養担当規則
- 保険医療機関としての規則
- 保険医としての規則

＜保険医療機関及び保険医療養担当規則＞

療養担当規則は以下の項目で構成されています。この中から特に注意が必要な項目については次の **Q10** で解説します。

第1章	保険医療機関の療養担当	第2章	保険医の診療方針等
第1条	療養の給付の担当の範囲	第12条	診療の一般的方針
第2条	療養の給付の担当方針	第13条	診療及び指導の基本準則
第2条の2	診療に関する照会	第14条 第15条	指導
第2条の3	適正な手続の確保		
第2条の4	健康保険事業の健全な運営の確保	第16条	転医及び対診
		第16条の2	診療に関する照会
第2条の4の2	経済上の利益の提供による誘引の禁止	第17条	施術の同意
		第18条	特殊療法等の禁止
第2条の5	特定の保険薬局への誘導の禁止	第19条	使用医薬品及び歯科材料
		第19条の2	健康保険事業の健全な運営の確保
第2条の6	掲示		
第3条	受給資格の確認	第19条の3	特定の保険薬局への誘導の禁止
第3条の2	要介護被保険者等の確認		
第4条	被保険者証の返還	第19条の4	指定訪問看護事業との関係
第5条	一部負担金等の受領		
第5条の2 第5条の2の2	領収証等の交付	第20条	診療の具体的方針
		第21条	歯科診療の具体的方針
第5条の3	食事療養	第22条	診療録の記載
第5条の3の2	生活療養	第23条	処方せんの交付
		第23条の2	適正な費用の請求の確保
第5条の4	保険外併用療養費に係る療養の基準等		
第6条	証明書等の交付		
第7条	指定訪問看護の事業の説明		
第8条	診療録の記載及び整備		
第9条	帳簿等の保存		
第10条	通知		
第11条	入院		
第11条の2	看護		
第11条の3	報告		

第2章 保険診療のルール

療養担当規則の具体例は？

前項（**Q09**）で列挙した療養担当規則の中から「診療録の記載及び整備」や「特定の保険薬局への誘導の禁止」など間違った認識により指導・監査を受ける可能性のある項目には十分ご留意下さい。

□療養担当規則の中でも特に注意の必要な項目を具体的に解説します。行政指導などでも指導される内容を中心にポイントを挙げてみます。

POINT

◎ 特定の保険薬局への誘導の禁止

◎ 診療録（カルテ）の記載及び整備

◎ 帳簿等の保存

◎ 診療の具体的方針より「投薬」

27

- ●特定の保険薬局への誘導の禁止（第2条の5, 第19条の3）

  保険医療機関及び保険医は, 処方せんの交付に関し, 患者に対して特定の保険薬局において調剤を受けるべき旨の指示等を行ってはならない。

  保険医療機関及び保険医は, 処方せんの交付に関し, 患者に対して特定の保険薬局において調剤を受けるべき旨の指示等を行うことの対償として, 保険薬局から金品その他の財産上の利益を収受してはならない。←一部例外として, 地域包括診療加算, 地域包括診療料, 認知症地域包括診療加算, 認知症地域包括診療料に係る院外処方を行った場合と, 在宅で療養を行っている患者に院外処方を行う場合を除く

- ●診療録の記載及び整備（第8条）

  保険医療機関は, 第22条の規定による診療録に療養の給付の担当に関し必要な事項を記載し, これを他の診療録と区別して整備しなければならない。←保険診療のカルテと自費診療等異なる保険のカルテを分けること

- ●診療録の記載（第22条）

  保険医は, 患者の診療を行った場合には, 遅滞なく, 様式第1号又はこれに準ずる様式の診療録に, 当該診療に関し必要な事項を記載しなければならない。←診療報酬項目の算定根拠の記載は重要

- ●帳簿等の保存（第9条）

  保険医療機関は, 療養の給付の担当に関する帳簿及び書類その他の記録をその完結の日から3年間保存しなければならない。ただし, 患者の診療録にあっては, その完結の日から5年間とする。←カルテの保存は完結から5年間, カルテ以外のすべての書類は完結から3年間保存する

- ●診療の具体的方針（第20条）

  「投薬」より

  投薬量は予見することができる必要期間に従ったものでなければならないこととし, 厚生労働大臣が定める内服薬・外用薬及び注射薬についてはそれぞれ定められた薬剤に関して1回14日分※, 30日分又は90日分を限度とする。

  ※14日以内しか処方できない薬剤には「新医薬品」が含まれます。
  　薬価基準に収載されて1年以内の先発医薬品に関しては注意が必要です。

第2章 保険診療のルール

カルテ記載の必要事項は？

医師法，医師法施行規則，療養担当規則により診療録（カルテ）に記載する項目が定められています。

□医師法施行規則第23条により，診療録に記載しなければならない項目が具体的に定められています。様式第1号という形式に沿った形式のカルテに記載することとなります。続紙は様式第2号と呼びます。

POINT

◎医師法施行規則第23条で定められた項目
- 診療を受けた者の住所，氏名，性別，生年月日
- 病名及び主要症状
- 治療方法（処方及び処置）
- 診療の年月日

29

＜診療録の記載要領＞

1. 診療録記載の留意事項

　　①鉛筆など消し込みができるものによる記載は認められない。図示などのための色鉛筆の使用は認められる。

　　②記載内容の訂正にあたっては，修正液や砂消し等を使用せず，二本線で訂正する。この場合訂正印は必要ない。

　　③検査せん，指示せん等をカルテに貼付する場合は，ベタ貼りでなく，上部又は左，右の一辺のみの糊付けにする。

　　④外国語の使用は認められる。

　　⑤ゴム印の使用も差し支えない。

　　⑥約束処方，検査の略語などを医療機関独自で決めている場合は，その記号の一覧表をカルテに貼付し，第三者が見て理解できるものにする必要がある。

2. 各欄の記載要領

　　ア．公費負担者番号
　　イ．公費負担医療の受給者番号
　　ウ．保険者番号
　　エ．被保険者証・被保険者手帳（保険証）の記号・番号
　　オ．同有効期限
　　カ．受診者氏名
　　キ．生年月日・性別
　　ク．住所
　　ケ．職業
　　コ．被保険者との続柄
　　サ．被保険者氏名
　　シ．資格取得
　　ス．事業所所在地
　　セ．事業所名称
　　ソ．保険者所在地
　　タ．保険者名称

- チ．傷病名
- ツ．職務
- テ．開始
- ト．終了
- ナ．転帰
- ニ．期間満了予定日
- ヌ．労務不能に関する意見 ｝ 傷病手当金意見書交付料算定時には
- ネ．入院期間 　　　　　　記載必要（**Q108**参照）
- ノ．業務災害又は通勤災害の疑いのある場合
- ハ．備考
- ヒ．既往症・原因・主要症状・経過等 ｝
- フ．処方・手術・処置等　　　　　　　**Q13**カルテの見本参照
- ヘ．診療の点数等 ｝

- 上記を所定の箇所に記載します。

＜様式第１号の見本＞

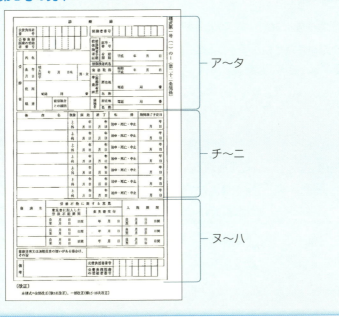

第2章　保険診療のルール

Q12 診療の対価（診療報酬）とカルテ記載の必須事項は？

A 診療報酬点数表において「指導内容」や「管理内容」，「診療時間」などを診療録に記載することと定められている項目においては，必ずカルテにポイントを記載する必要があります。

解説

□医師法施行規則や療養担当規則では，法律上記載しなければならない項目が定められていますが，診療報酬において，特に医学管理料では「指導内容」や「管理内容」を記載しなければなりません。この記載がないと行政指導時に架空請求と指摘される原因となります。

POINT

◎医学管理料
　●指導内容，管理内容等
◎精神科専門療法
　●診療内容，診療時間等

＜医学管理B000，B001において診療録に記載の必要がある主な項目＞

名　称	記載項目
特定疾患療養管理料	管理内容の要点
ウイルス疾患指導料	指導内容の要点
特定薬剤治療管理料1，2	薬剤の血中濃度，治療計画の要点
悪性腫瘍特異物質治療管理料	腫瘍マーカーの検査結果及び治療計画の要点
小児特定疾患カウンセリング料	当該疾病の原因と考えられる要素，診療計画及び指導内容の要点等カウンセリングに係る概要
小児科療養指導料	指導内容の要点
てんかん指導料	診療計画及び診療内容の要点
難病外来指導管理料	診療計画及び診療内容の要点
皮膚科特定疾患指導管理料	診療計画及び指導内容の要点
外来栄養食事指導料 入院栄養食事指導料 集団栄養食事指導料	管理栄養士への指示事項
心臓ペースメーカー指導管理料	計測した機能指標の値及び指導内容の要点
在宅療養指導料	保健師，助産師又は看護師への指示事項
高度難聴指導管理料	指導内容の要点
慢性維持透析患者医学管理料	特定の検査結果及び計画的な治療管理の要点
喘息治療管理料2	指導内容の要点
小児悪性腫瘍患者指導管理料	治療計画及び指導内容の要点
糖尿病合併症管理料	糖尿病足病変ハイリスク要因に関する評価結果，指導計画及び実施した指導内容
耳鼻咽喉科特定疾患指導管理料	診療計画及び指導内容の要点
がん性疼痛緩和指導管理料	麻薬の処方前の疼痛の程度，処方後の効果判定，副作用の有無，治療計画及び指導内容の要点
がん患者指導管理料	指導の内容の要点
小児運動器疾患指導管理料	毎回の指導の要点

上記以外にも診療録に指導内容等を記載する旨の規定がある項目があります。点数表にて確認して下さい。

第3章　診療報酬請求のしくみ

Q13 診療報酬の請求（レセプト）とは？

レセプトとはカルテに記載された内容をもとに作成される請求書のことです。正しくは「診療報酬明細書」といいます。

解説

□前項（**Q12**）で解説したように，レセプトはカルテに記載した内容に基づいて作成されますので，カルテの記載漏れがあると，せっかくの診療行為が請求できなくなってしまいます。点数につながる項目は必ず記載することが必要です。

POINT

◎医療行為の請求

◎指導行為の請求

◎管理行為の請求

◎使用した薬剤及び材料等の請求

　●3号用紙は日ごとに項目別記載及び患者さまから徴収した一部負担金の記載が必要です

<カルテの見本>

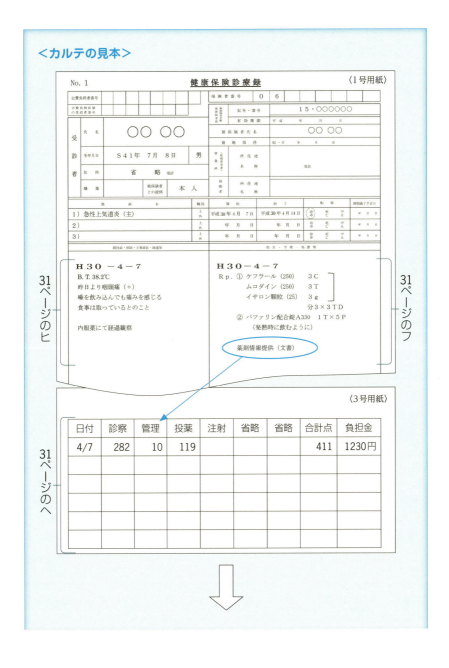

＜レセプトの見本＞

診療報酬明細書（医科入院外）1社保 平成30年 4月分 県番		医コ	1医科 1社国 1単独 2本外
公費① — 公受① — 公費② — 公受② —		保険 06 記号・番号 15・000000	

氏名	○○ ○○ 1男 昭和41年 7月 8日 生 職務上の事由	特記事項	保険医療機関の所在地及び名称

傷病名	(1) 急性上気道炎	診療開始日	(1) 30. 4. 7	転帰	(1) 治ゆ	診療実日数	保 ① ②	1 日 日 日

11	初　診		1 回	282	(11)	*初診		282 × 1
12 再診	再　診 外来管理加算 時　間　外 休　　　日 深　　　夜	× × × × ×	回 回 回 回 回		(13)	*薬剤情報提供料		10 × 1
					(21)	*ケフラールカプセル250mg 3カプセル 　ムコダイン錠250mg 3錠 　イサロン顆粒25% 3 g *調剤料（内服薬・浸煎薬・屯服薬）		21 × 3 9 × 1
13	医学管理			10	(22)	*バファリン配合錠A330 330mg 1錠		1 × 5
14 在宅	往　　診 夜　　間 深夜・緊急 在宅患者訪問診療 そ　の　他 薬　　　剤		回 回 回 回		(25)	*処方料（その他）		42 × 1
20 投薬	21 内服薬剤 　　内服調剤　9 × 22 屯服薬剤 23 外用薬剤 　　外用調剤　　× 25 処　方　42 × 26 麻　　毒 27 調　　基		3 単 1 回 5 単 　単 　回 1 回	63 9 5 42				
30 注射	31 皮下筋肉内 32 静　脈　内 33 そ　の　他		回 回 回					
40 処置	薬　　　剤		回					
50 手術	手術・麻酔 薬　　　剤		回					
60 検査	検　　　査 薬　　　剤		回					
70 画像	画像診断 薬　　　剤		回					
80 他	処方せん そ　の　他 薬　　　剤		回					

療養の給付	保険 ① ②	請求点 411	※	決定点	一部負担金 円			
					※高額　　円	※公 点	※公 点	

第3章　診療報酬請求のしくみ

Q14 診療報酬の請求と入金は？

診療報酬（レセプト）で請求した内容が審査を通った場合は，給付率に応じて入金されます。7割給付の場合は「点数×7」として1円単位まで支払われます。

□健康保険の種類や年齢により給付率は異なるため（**Q02**参照），その給付率に応じて入金処理されます。また支払基金と国保連合会は審査・査定を代行している関係から，その手数料として1枚あたり定められた金額が差し引かれます。

POINT

- ◎診療点数×給付率
- ◎患者の窓口負担とは異なり1円単位で入金される
- ◎診療月の翌月に請求したレセプトは提出月の翌月に入金される

＜診療報酬の入金システム＞

診療翌月10日までに提出したレセプトは，審査と計算業務を経て翌月5日頃に審査結果（増減点連絡書）が届き，同月の21日には医療機関の銀行口座に診療報酬が振り込まれます。

〈例〉4月診療分のレセプト

```
        ▼                              ▼        ▼
────────┼──────────────────────────────┼────────┼──────→
       5/10                           6/5      6/21
     レセプト提出                     増減点    振り込み
                                      連絡書
```

＜審査を通過したレセプト＞

審査と計算業務を終えたレセプトは，診療翌々月の10日に保険者へ送付されます。保険者は点検業者などに委託して内容点検を行ったうえで再審査を請求します。

〈例〉4月診療分のレセプト

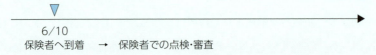

```
        ▼
────────┼──────────────────────────────────────→
       6/10
    保険者へ到着    →    保険者での点検・審査
```

＜保険者の点検で査定が発生した場合＞

保険者から再審査を請求されたレセプトのうち，保険者の再審査請求が認められて減点になったものについては医療機関へ「再審査等支払調整額通知票」によって通知されます。

〈例〉4月診療分のレセプト

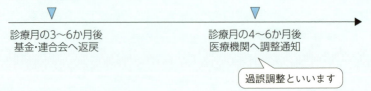

```
        ▼                              ▼
────────┼──────────────────────────────┼──────────→
    診療月の3～6か月後              診療月の4～6か月後
    基金・連合会へ返戻              医療機関へ調整通知
```

　　　　　　　　　　　　　　　　　　　（過誤調整といいます）

＜過誤調整に不服がある場合＞

再審査等依頼書を作成し，減点されたレセプトと共に再審査請求をします。

第3章 診療報酬請求のしくみ

点数表の構成は？

基本診療料と特掲診療料から構成されています。

□「基本診療料」とは，初診料，再診料，入院料といった診察に対する点数です。一方「特掲診療料」とは投薬，処置，手術など具体的な治療方法や指導料となります。

◎基本診療料
- 初診，再診，入院料等

◎特掲診療料
- 投薬，注射，処置，手術等
  （具体的に治療を行うもの）
- 医学管理，在宅医療
  （指導，管理等を行うもの）

39

＜診療報酬点数表の基本的構成＞

点数表は以下のA～Nの14種類の区分で構成されています。

		名　　称	構　　成
基本診療料	A	初診料 再診料 外来診療料 入院基本料 特定入院料 短期滞在手術基本料	・初診料 ・再診料 ・外来診療料 ・入院基本料＋入院基本料等加算 ・特定入院料＋入院基本料等加算 ・短期滞在手術基本料1～3
特掲診療料	B	医学管理等	・医学管理料
	C	在宅医療	・在宅患者診療・指導料 ・在宅療養指導管理料 　＋在宅療養指導管理材料加算 　＋薬剤料 　＋材料料
	D	検査	・検体検査実施料＋検体検査判断料 　＋診断穿刺・検体採取料 　＋薬剤料 　＋材料料 ・生体検査料＋生体検査判断料 　＋診断穿刺・検体採取料 　＋薬剤料 　＋材料料
	E	画像診断	・エックス線診断料〔撮影料＋診断料＋造影剤注入手技料〕 　＋薬剤料 　＋フィルム又は電子画像管理加算 　＋材料料 ・核医学診断料〔撮影料＋診断料〕 　＋薬剤料 　＋フィルム又は電子画像管理加算 　＋材料料 ・コンピュータ断層撮影診断料〔撮影料＋診断料〕 　＋薬剤料 　＋フィルム又は電子画像管理加算 　＋材料料

		名　称	構　成
特掲診療料	F	投薬	院内処方 ・調剤料＋処方料＋薬剤料 　＋調剤技術基本料 　＋材料料 院外処方 ・処方箋料 入院患者 ・調剤料＋薬剤料 　＋調剤技術基本料 　＋材料料
	G	注射	・注射料〔注射実施料＋無菌製剤処理料〕＋薬剤料 　＋材料料
	H	リハビリテーション	・リハビリテーション料 　＋薬剤料
	I	精神科専門療法	・精神科専門療法料 　＋薬剤料
	J	処置	・処置料 　＋処置医療機器等加算 　＋薬剤料 　＋材料料
	K	手術	・手術料 　＋手術医療機器等加算 　＋薬剤料 　＋材料料 ・輸血料 　＋輸血管理料 　＋薬剤料 　＋材料料
	L	麻酔	・麻酔料〔麻酔料＋麻酔管理料〕 　＋薬剤料 　＋材料料 ・神経ブロック料 　＋薬剤料 　＋材料料
	M	放射線治療	・放射線治療料 　＋材料料
	N	病理診断	・病理標本作製料＋病理診断・判断料 　＋薬剤料 　＋材料料 　＋（D検査の部の診断穿刺・検体採取料）

第3章 診療報酬請求のしくみ

 # 施設基準の届出とは？

診療報酬を請求する場合に，「施設基準の届出が必要」な項目があります。所定の様式に記載し「地方厚生局長等」に届出を行わなければレセプトを請求することはできません。
一方，「施設基準を満たす」ことで，届出はしなくても良い項目もあります。

 解説

□ 例えば，診療所のみが届出できる項目に「時間外対応加算1，2，3」「外来後発医薬品使用体制加算」があります。ただし地方厚生局長等に届出を行う必要があります。

□ また，施設基準の届出は必要ないが，施設基準要件を満たしていることで請求を行うことが可能な項目があります。

POINT
◎ 施設基準の条件を満たしていること
◎ 所定の届出用紙に記載し，必要書類を添付
◎ 所轄の地方厚生局長宛てに届出を行う

＜施設基準の届出が必要な場合＞

(例)時間外対応加算1

施設基準

　①診療所であること

　②標榜時間外において，患者からの電話等による問い合わせに応じる体制を整備するとともに，対応者，緊急時の対応体制，連絡先等について，院内掲示，連絡先を記載した文書の配布，診察券への記載等の方法により患者に対し周知していること

　③診療所を継続的に受診している患者からの電話等による問い合わせに対し，原則として当該診療所において，常時対応できる体制がとられていること。また，やむをえない事由により，電話等による問い合わせに応じることができなかった場合であっても，速やかに患者にコールバックすることができる体制がとられていること

この点数は診療所のみが算定できる項目ですが，届出が必要です。

別添7様式2に必要事項を記載して「地方厚生局長」に届出を行います。

(p45参照)

＜施設基準を満たすことが必要な場合＞

(例)夜間・早朝等加算

施設基準

　①1週間当たりの表示診療時間の合計が30時間以上の診療所である保険医療機関であること。なお，一定の決まった日又は決まった時間に行われる訪問診療の時間については，その実施する時間を表示している場合に限り，1週間当たりの表示診療時間に含めて差し支えない。

　②①の規定にかかわらず，概ね月1回以上，当該診療所の保険医が，客観的に深夜における救急医療の確保のために診療を行っていると認められる次に掲げる保険医療機関に赴き夜間・休日の診療に協力している場合は，1週間当たりの表示診療時間の合計が27時間以上でよいこと。また，当該診療所が次のイ及びウの保険医療機関である場合も同様に取り扱うものであること。

ア　地域医療支援病院（医療法第4条第1項に規定する地域医療支援病院）
　　イ　救急病院等を定める省令（昭和39年厚生省令第8号）に基づき認定された救急病院又は救急診療所
　　ウ　「救急医療対策の整備事業について（昭和52年医発第692号）」に規定された保険医療機関又は地方自治体等の実施する救急医療対策事業の一環として位置づけられている保険医療機関
③ ①及び②の規定にかかわらず，表示診療時間とされる場合であって，当該診療所が常態として医師が不在となる時間（訪問診療に要する時間を除く。）は，1週間当たりの表示診療時間の合計に含めない。
④診療時間については，当該保険医療機関の建造物の外部かつ敷地内に表示し，診療可能な時間を地域に周知していること。なお，当該保険医療機関が建造物の一部を用いて開設されている場合は，当該保険医療機関の外部に表示していること。
　　この点数は，当該基準を満たしていればよく，特に地方厚生局長に対して，届出を行う必要はありません。

＜施設基準の届出が必要な場合：地方厚生局長宛＞

様式2

時間外対応加算の施設基準に係る届出書添付書類

1	届出 ※該当するものに○	・時間外対応加算1　・時間外対応加算2　・時間外対応加算3
2	標榜診療科	
3	当該診療所の対応医師の氏名	
4	当該診療所の標榜診療時間	
5	あらかじめ患者に伝えてある電話に応答できない場合の体制 ※該当するものに○（複数可）	医師の携帯・自宅電話へ転送
		留守録による応答後、速やかにコールバック
		その他 [　　　　　　　　　　]
6	他の医療機関との連携 ※	連携医療機関名
7	患者への周知方法 （電話番号、連携医療機関等）	
8	備考	

※　【他の医療機関との連携について】
<u>時間外対応加算1又は時間外対応加算2の届出をする場合</u>
　やむを得ない事情により、当該医療機関で対応ができない場合には、十分な情報提供の上で連携医療機関において対応する。
<u>時間外対応加算3の届出をする場合</u>
　輪番により連携する医療機関数は3以下とする。

（注）具体的な内容については「8　備考」欄に記載のこと（連携体制、診療情報の共有方法、連携医療機関における対応体制等）。

第3章　診療報酬請求のしくみ

45

第3章　診療報酬請求のしくみ

Q17 領収証と明細書の違いは？

正当な理由がある場合以外は，区分別に記載された「領収証」を無償で交付し，さらに詳しく記載した「明細書」も交付しなければなりません。

□レセプトオンラインシステムを導入している医療機関においては，自己負担がない患者さまを含め，「医療費を詳しく記載した明細書」を発行することとなります。原則無償で交付することとなります。ただし，レセプトコンピュータが自己負担がない患者さまに対する機能がついていない等の場合，当面の間は猶予措置があります。

POINT

◎領収証
- 点数表の各部単位で金額の内訳のわかるもの

◎明細書
- 算定項目を具体的に記載したもの
  （例）検査料ではなくHbA1cなど具体的な内容

46

＜領収証の見本＞

領 収 証

患者番号	氏 名		請求期間（入院の場合）
1	○○ ○○ 様		

受診科	入・外	領収書No.	発 効 日	費用区分	負担割合	本・家	区 分
内科	外来	1	平30年4月9日	社保	3割	本人	

保険

初・再診	入院料等	医学管理等	在宅医療	検 査	画像診断	投 薬
282点	点	10点	0点	0点	0点	119点

注 射	リハビリテーション	精神科専門療法	処 置	手 術	麻 酔	放射線治療
0点	0点	0点	0点	0点	0点	0点

病理診断	診断群分類(DPC)	食事療養	生活療養
0点	0点	円	円

保険外負担

選定療養等
1) 患者申出療養費
2) 評価療養費
その他
3) 文書料
4) 文書料以外
5) 健康診断等

(内訳)
1) 円
2) 円
(内訳)
3) 円
4) 円
5) 円

	保 険	保 険 (食事・生活)	保険外負担
合 計	4,110円	円	円
負担額	1,230円	円	円
受取金額			1,230円
お釣り			0円
領収額 合 計			1,230円

※厚生労働省が定める診療報酬や薬価等には、医療機関等が仕入れ時に負担する消費税が反映されています。

領収印

＜明細書の見本＞

診療明細書(1/1)

入院外　保険

患者番号	1	氏名	○○ ○○ 様	受診日	2018/04/09

受診科	内科

部	項 目 名	点 数	回 数
基本料	*初診	282	1
医学管理	*薬剤情報提供料	10	1
投薬	*ケフラールカプセル250mg 3カプセル 　ムコダイン錠250mg 3錠 　イサロン顆粒25% 3g *調剤料（内服薬・浸煎薬・屯服薬） *バファリン配合錠A330 330mg 1錠 *処方料（その他）	21 9 1 42	3 1 5 1

47

第4章　診療報酬請求の各項目ポイント〈基本診療料〉

診療時間によって診察料は異なる？

患者さまが来院した時間帯によって「時間外加算・休日加算・深夜加算等」を算定することが可能です。
その他にも施設基準を満たすことによって「夜間・早朝等加算」を算定することもできます。

解説

☐ 医療機関が標榜している診療時間以外に来院された患者さまに対して加算ができます。また，診療中でも時間帯によっては「夜間・早朝等加算」が算定できます。

☐ 平成30年改定では，初診料に対する加算として妊婦加算が新設されました。

POINT

◎ 時間外とは診療時間以外（ただし以下を除く）

◎ 休日とは日曜日・祝日・12月29日～1月3日

◎ 深夜とは夜22時～翌朝6時

◎ 夜間・早朝等加算は施設基準を満たしていれば，届出不要（診療所のみ）

◎救急病院や救急輪番であれば時間外特例加算あり
◎小児科特例，産科・婦人科特例の加算あり

〈例〉診療所において以下の標榜時間，休診日の場合
　診療時間　　月火木金：9時～13時，16時～19時
　休診日　　　水土日祝

月火木金（夜間・早朝等加算）の算定方法

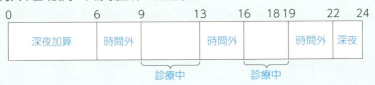

- 休日加算については次の**Q19**で解説します。
- 例示のように午前診と午後診を分けて標榜している場合は，時間外加算を算定できます。9時～17時の標榜において，1時間の休憩など標榜時間内であるときは時間外加算には該当しません。なお，この取り扱いは都道府県によって異なることがありますので，必要に応じて都道府県にご確認ください。

■夜間・早朝等加算を算定するには

1週あたりの診療時間が30時間以上であり「早朝：6時～8時」，「夜間：18時～22時（土曜日は12時以降）」の休日又は深夜の時間帯のいずれかの診療時間内に診療を行う診療所で算定します。

夜間救急を担う病院に軽度の患者さまが集中しないよう，診療所の協力体制の評価項目になります。

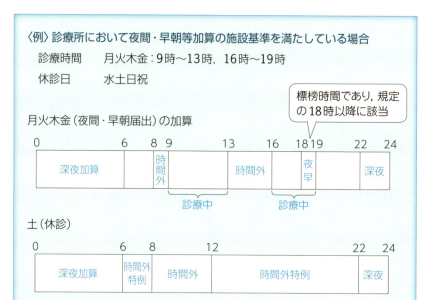

- 夜間・早朝等加算は，加算の対象となる時間に受付を行った患者に算定ができるものです。
- 標榜時間には，患者が来院しても診療を受けることのできない時間（学校医，産業医等で不在にする場合等）は診療時間に含めません。

＜時間外特例加算とは＞

救急診療所（病院），病院群輪番制に参加している有床診療所（病院）については時間外加算のかわりに時間外特例加算を算定することができます。当該点数は時間外のみの特例ですので，時間外加算，休日加算や深夜加算，夜間・早朝等加算と重複して算定することはできません。

●6歳以上の時間外特例加算

診療区分	時間外特例	時間外加算
初診料	230点加算	85点加算
再診料	180点加算	65点加算

●6歳未満又は妊婦の場合の時間外特例加算

診療区分	時間外特例	時間外加算
初診料	345点加算	200点加算
再診料	250点加算	135点加算

> 時間外特例とは…
> 　診療時間以外の下記の時間帯になります。
> 　　●6時～8時　　●18時～22時
> 　土曜日
> 　　●6時～8時　　●12時～22時

第4章　診療報酬請求の各項目ポイント〈基本診療料〉

第4章　診療報酬請求の各項目ポイント〈基本診療料〉

診療所の休診日は休日加算の対象？

休日加算とは「日曜日・祝日・12月29日～1月3日」を休診としている医療機関が算定対象になります。
平日の休診日は，休日加算の算定はできません。

解 説

□医療機関が標榜している診療時間以外のうち，日曜日・祝日，年末年始に該当する場合は，休日加算が算定できます。

POINT

◎平日は対象外
◎平日の休診日は，時間外加算の扱いとなる
◎日曜日や年末に診療している場合は加算できない
◎深夜と重複する時間帯は深夜加算を優先する

52

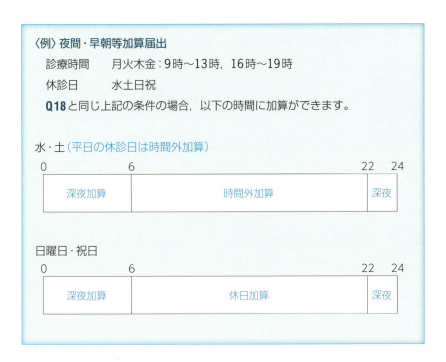

● 12月29日〜1月3日の間でも診療している場合には，休日加算できません。

第4章　診療報酬請求の各項目ポイント〈基本診療料〉

Q20 継続受診時の他疾患発症の診察料は？

ある疾患で治療を継続している間に、新たに別の疾患が発症しても初診料は算定できません。この場合は再診料を算定します。
また再診料は複数の疾患について診察した場合、患者さまの意思により異なる診療科（異なる医師）で診療が行われた場合は、それぞれの診療科で再診料の算定ができます（同一日、1回のみ）。

解 説

□ある疾患の治療中に、新たな別の疾患の治療を行っても、治癒または中止等の転帰がなく継続している場合には、新しい疾患が発症しても再診として扱われます。

POINT

◎治療中の疾患がある場合は再診となる
◎治療中の疾患でも患者が治療を中断して1か月以上経過している場合は初診として扱う
（ただし慢性疾患は除く）

＜初診料算定の原則＞

(1)患者が任意に診療を中止し，1月以上経過した後，再び同一の保険医療機関において診療を受ける場合には，その診療が同一病名又は同一症状によるものであっても，その際の診療は，初診として取り扱う。

(2)上記にかかわらず，慢性疾患等明らかに同一の疾病又は負傷であると推定される場合の診療は初診として取り扱わない。

＜厚生省・通知より＞

(1)喘息，慢性胃腸炎，トラホーム等にて給付を受けていた者が症状軽快のため保険医に無届のまま自ら療養を中止した後症状増悪し，来診ある場合は，全治していないものとして前と継続せる同一疾病と取り扱うべきものであるが，医療を中止したる場合において社会通念上治癒しているものと認め得る状態にあるときは，後の疾病は別個の疾病として取り扱ってよい。(昭4.10.10保医発185)

(2)喘息，てんかん等再三発作を繰り返す疾病において短期間の診療によって軽快し，継続して治療を要せずその間労務及び日常生活にも支障が無い場合は，一発作期間を一疾病として取り扱う。(昭26.7.27保医発193)

〈例〉

①慢性胃炎で治療し，その後来院なしの場合

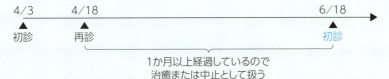

②慢性疾患（高血圧症）で治療中の場合

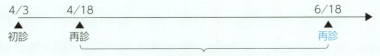

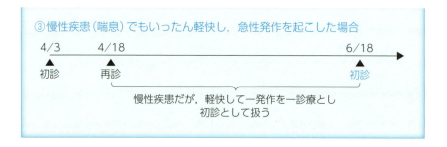

■同一日複数科受診時の初診及び再診料

例外として，診療所でも複数の診療科を標榜し，それぞれに違う医師が診療している場合には「同日複数科初診料（複初）」または「同日複数科再診料（複再）」の算定が可能です。同一日に内科と外科など，2科以上を受診した場合に算定可能です。ただし，お互いが関連のない病気であること。また，これらの算定は1つの診療科のみになります。

〈例〉

① 内科：再診，外科：初診…同一日に2科受診した場合

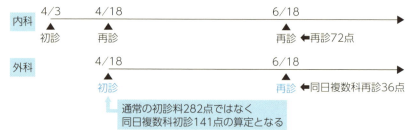

② 内科：再診，外科：初診…別日に他の診療科を受診した場合

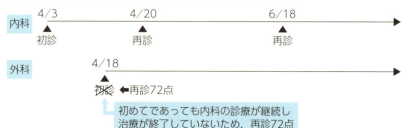

第4章　診療報酬請求の各項目ポイント〈基本診療料〉

Q21 診察料が算定できないケースは？

医師の診察が行われていない場合は算定できません。検査のみで来院する場合や，手術のみを受けに来院する場合のように，医師の診察が行われていない場合は算定できません。

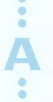

解説

□医師の診察が行われたかどうかを判断するためにはカルテの記載が重要となります。通常，医師の診察が行われていないと思われる次ページの事例でも場合によっては診察している場合もあります。

POINT

◎医師の診察がない場合，診察料は算定不可
◎診察がない場合は診療実日数も0日とする
◎診察料が含まれている項目を算定する場合

＜算定できない例＞
　①検査のみの受診
　②画像診断のみの受診
　③手術のみの受診
　④往診等の後に薬剤のみを取りに来た場合
　⑤検査，画像診断の結果のみを説明した場合
　⑥診断書等の書類を取りに来た場合　などが考えられます。

＜診察料が含まれる主な項目＞
　⑦在宅患者訪問診療料
　⑧小児科外来診療料
　⑨地域包括診療料
　⑩認知症地域包括診療料
　⑪小児かかりつけ診療料
　⑫退院時共同指導料1
　⑬ハイリスク妊産婦共同管理料（Ⅰ）　　等

● 上記の具体例の中でも，実際は診察をしている場合もありえます（特に⑤）。その場合は診察料を算定しても構いません。ただし，カルテに診察内容を記載することが必須となります。

第4章 診療報酬請求の各項目ポイント〈基本診療料〉

Q22 かかりつけ医機能の体制評価は？

平成30年改定で、新設された加算です。かかりつけ医機能を有する規定の施設基準届出医療機関（診療所または許可病床数が200床未満の病院に限ります）において、初診料算定時に「機能強化加算」（80点）が加算できるようになりました。

解説

□ 大病院の外来は紹介患者を中心とする一方、一般的な外来受診は「かかりつけ医」に相談することを基本とするシステムの普及が不可欠という状況が、本加算の新設の背景にあります。

□ 「かかりつけ医」および「かかりつけ医機能」に対する国民の期待は高く、今後は、患者自身の疾患について相談をしやすくなるという安心感を与える医療体制が作られていくことが期待されています。

POINT

〈算定要件〉
① 診療所又は許可病床数200床未満の病院であること
② 機能強化加算の施設基準として、次のいずれかの届出

59

を行っていること

地域包括診療加算，地域包括診療料，小児かかりつけ診療料，在宅時医学総合管理料及び施設入居時医学総合管理料（いずれも在宅療養支援診療所又は在宅療養支援病院に限る）

③地域におけるかかりつけ医機能として，以下の対応を行っていることを院内掲示していること
- 健康管理に係る相談
- 保健，福祉サービスに関する相談
- 夜間，休日の問い合わせへの対応を行っている医療機関であること

＜機能強化加算の施設基準届出様式（様式１）＞

様式１

機能強化加算の施設基準に係る届出書添付書類

1．届出を行っている施設基準について（該当するものに○をつける）

- 地域包括診療加算
- 地域包括診療料
- 小児かかりつけ診療料
- 在宅時医学総合管理料
  （在宅療養支援診療所又は在宅療養支援病院に限る。）
- 施設入居時等医学総合管理料
  （在宅療養支援診療所又は在宅療養支援病院に限る。）

2．健康診断の結果等の健康管理に係る相談，保健・福祉サービスに関する相談及び夜間・休日の問い合わせへの対応を行っていることの掲示の有無

（　有　・　無　）

［記載上の注意］
当該届出は、診療所又は許可病床数が200床未満の病院のみで可能であることに留意すること。

第4章　診療報酬請求の各項目ポイント〈基本診療料〉

Q23 時間外対応加算と明細書発行体制等加算とは？

診療所に限り加算ができる項目のうち，「時間外対応加算」「明細書発行体制等加算」は再診料又は電話再診料を算定する全患者さまが対象です。
算定するにあたり「時間外対応加算」は届出が必要です。
「明細書発行体制等加算」は届出は不要ですが，施設基準を満たす必要があります。

解説

□診療所において再診（電話再診含む）を算定する患者さま全員に算定できる項目です。加算点数は低いですが，再診の都度，算定できる加算点数です。再診患者の延べ人数×加算点数で月数万円の増収になる点数です。

POINT

◎ 時間外対応加算は届出が必要，明細書発行体制等加算は届出は不要だが規定の施設基準を満たす必要がある
◎ 再診の都度加算できる
◎ 電話再診でも加算できる

<届出の条件>

●時間外対応加算1～3
　1：＋5点
　2：＋3点
　3：＋1点
　時間外対応加算1～3の届出内容はそれぞれ異なるが，基本的に当該保険医療機関の表示する診療時間以外の時間において，患者又はその家族等から電話等により療養に関する意見を求められた場合に，対応できる体制にあること。（医師に電話の転送ができる体制等であること）

<満たす必要がある条件>

●明細書発行体制等加算（＋1点）
　電子情報処理組織又は光ディスク等を用いた診療報酬請求を行っていること。算定した診療報酬の区分・項目の名称及びその点数又は金額を記載した詳細な明細書を患者に無償で交付していること。またその旨の院内掲示を行っていること。

●時間外対応加算は，地域の身近な診療所において，患者さまからの休日・夜間等の問い合わせや受診に対応することにより，休日・夜間に病院を受診する軽症患者の減少，ひいては病院勤務医の負担軽減につながるような取り組みを評価したものです。

第4章　診療報酬請求の各項目ポイント〈基本診療料〉

電話等の指示や家族が来院した場合の診察料は？

電話等の指示でも再診料が算定できます。
また、家族が来院した場合であっても、症状を聞き必要なアドバイスを行った場合は再診料が算定できます。

□電話において指示を行った場合は、「電話再診」として再診料を算定することが可能です。さらに電話での指示を行った時間帯によってはQ18で説明した時間外等の加算も算定できます。

POINT

◎電話での指示等でも再診料が算定できる

◎家族が来院した場合にも再診料は算定できる

◎ただし電話再診の場合、再診料の加算である外来管理加算は算定できない

◎妊婦の場合、電話再診料にも加算がある

63

> **＜電話再診等の規定＞**
>
> 電話において指示を行った場合も診察とみなされます。
>
> 再診患者さまのみを対象にしたものであり，初診の患者さまに対して電話での診察料は認められません。
>
> また，看病している家族等であっても電話再診として算定できます。外来管理加算は算定できません。
>
> 定期的な医学管理を前提として行われる場合は算定出来ません※。
>
> ※ただし，平成30年3月31日以前に，3月以上継続して定期的に，電話，テレビ画像等による再診料を算定していた患者については，一連の治療が終了するまでのあいだ，引きつづき算定することができる。

■聴覚障害の患者の場合

健常者の場合，電話再診は認められますがメールにおいての診察は認められません。しかし聴覚障害の患者さまにおいては例外としてメールやFAXでも再診料を算定できます。ただしメール・FAXの場合は時間外等の加算はできません。

第4章　診療報酬請求の各項目ポイント〈基本診療料〉

Q25 地域包括診療加算と地域包括診療料の違いとは？

どちらも対象となる複数の慢性疾患に対し、総合的な管理及び療養を行った場合に算定をします。ただし、「地域包括診療加算」は再診料算定時の加算となりますが、「地域包括診療料」は、包括されて算定できない項目がありますのでご留意下さい（地域包括診療料の包括項目については、**Q37**で解説します）。

□対象となる患者さまが、高血圧症、糖尿病、脂質異常症及び認知症の4疾病のうち、疑いは除き2つ以上を有している、という点は両者に共通となります。

□「地域包括診療加算」が、診療所の再診料算定時の加算であることに対して、「地域包括診療料」は、診療所と許可病床数200床未満の病院で算定ができます。

□平成30年改定より、在宅医療の実績要件等により、「地域包括診療加算1・2」、「地域包括診療料1・2」の2つの区分に分かれました。

POINT

◎「地域包括診療加算」は，初診時や訪問診療時は算定ができない

◎地域包括診療料と地域包括診療加算はどちらか一方に限り届出ができる

◎当該医療機関で診療を行う対象疾患（高血圧症等の4疾病のうち2つ）と重複しない疾病を対象とする場合に限り，他医療機関でも，地域包括診療加算，認知症地域包括診療加算，地域包括診療料又は認知症地域包括診療料の算定可能

＜算定要件＞

対象疾患	①高血圧症，糖尿病，脂質異常症及び認知症のうち，2つ以上（疑いは除く）
研修要件	②慢性疾患の指導に係る適切な研修を修了した医師（担当医）[※1]を配置すること。
服薬管理	③他の医療機関と連携の上，患者の全受診医療機関の把握，全処方医薬品の管理をし，診療録に記載すること。必要に応じ，担当医の指示を受けた看護職員等が情報の把握を行うことも可能である。
	④原則，院内処方。ただし，院外処方を行う場合は，以下に限る[※2]。 ・24時間対応可能な薬局と連携していること（連携薬局）。 ・患者の同意がある場合は，連携薬局以外も可。その場合，患者に時間外対応可能な薬局リストを文書提供，説明を行っていること。 ・患者が受診している医療機関リスト及び当該加算算定している旨を処方箋に添付。 ・当該医療機関受診時に，お薬手帳を持参させること（患者の院外処方担当薬局から文書で情報提供でも可）。お薬手帳もしくは文書のコピーを貼付又は投薬内容を診療録に記載すること。

服薬管理	⑤当該加算／診療料を算定する場合，投薬の「7種類以上の内服薬の投薬を行う場合」の規定は適用しないものであること。
	⑥抗菌薬の適正な使用を推進するため，「抗微生物薬適正使用の手引き」（厚生労働省健康局結核感染症課）を参考に，抗菌薬の適正な使用の普及啓発に資する取り組みを行っていること。
健康管理	⑦健康診断や検診の受診勧奨を実施し，結果を診療録に記載するとともに，患者に提供，健康状態を管理すること。
介護保険	⑧必要に応じ，要介護認定に係る主治医意見書を作成すること。
患者同意	⑨当該加算／診療料の初回算定時に，署名付の同意書を作成し，診療録に添付すること（加算「別紙様式47」診療料「別紙様式48」参考）。ただし，直近1年間に4回以上の受診歴を有する患者については，同意の手続きは省略して差し支えない（ただし，診療の要点説明が必要）。
	⑩認知症の患者に対し，本加算を算定する場合，家族等による同意が適切と考えられる場合は，「患者」を「患者の家族等」と読み替えるものとする。
院内掲示	⑪院内掲示により，以下の対応が可能なことを周知し，患者の求めがあった場合に適切に対応すること。健康相談，介護保険に係る相談。
その他	⑫患者に対し，標榜時間外の電話等による問い合わせに対応可能な体制を有し，連絡先について情報提供するとともに，患者又は患者の家族等から連絡を受けた場合には，受診の指示等，速やかに必要な対応を行うこと。

※1 常勤換算2名以上。うち1名が常勤であれば，1名非常勤で可。
　（地域包括診療料は診療所の場合のみ，上記の配置が適用）
※2 当該診療料の場合，診療所の要件となる。

＜薬局，他の医療機関との連携＞

「地域包括診療加算」と「地域包括診療料」（**Q37**参照）を算定するために服薬管理をすることが要件となっており，薬局との連携が求められています。また，前述のように他の医療機関との連携も重要です。
厚生労働省からも事務連絡が多く発出されています。

＜地域包括診療加算（料）と認知症地域包括診療加算（料）の比較＞

	認知症地域包括診療加算 1：35点, 2：28点（再診料の加算）	地域包括診療加算 1：25点, 2：18点（再診料の加算）	認知症地域包括診療料 1：1,580点, 2：1,515点（1月につき※1）	地域包括診療料 1：1,560点, 2：1,503点（1月につき※1）
対象疾患	認知症＋1疾患以上	下記のうち2疾患以上 ●高血圧症 ●脂質異常症 ●糖尿病 ●認知症	認知症＋1疾患以上	下記のうち2疾患以上 ●高血圧症 ●脂質異常症 ●糖尿病 ●認知症
診療内容	担当医を決め， ●療養上の指導　●服薬管理 ●他の医療機関での受診状況等の把握 ●在宅医療の提供 ●24時間の対応 ●健康管理　●介護保険に係る対応　等を実施　　　　（保険薬局からの文書で情報提供を受けることも可能。その場合であっても，事後お薬手帳の提示に協力を求めることが望ましい／必要に応じて医師の指示を受けた看護師等が情報の把握等を行うことも可能）			
内服薬	内服薬5種類以下うち向精神薬等3種類以下	（要件なし）	内服薬5種類以下うち向精神薬等3種類以下	（要件なし）
主な施設基準	＜診療所＞ ○在宅医療の提供，24時間の往診等の体制を確保していること（在宅療養支援診療所以外の医療機関は，連携医療機関の協力を得て行うことを含む） 「2」については，24時間の連絡体制 ①以下のいずれかを満たしていること ●時間外対応加算1又は2の届出 ●常勤医師が2名以上※2 ●在宅療養支援診療所であること ②以下の全てを満たしていること（「1」のみ） ●自院の外来診療から訪問診療に移行した患者数（在支診：10人以上，在支診以外：3人以上） ●直近1か月の初・再診，往診又は訪問診療実施の患者のうち，往診又は訪問診療を実施した患者の割合が70％未満		○診療所又は200床未満の病院，研修の受講 ＜診療所＞ 以下の全てを満たしていること ●時間外対応加算1の届出 ●常勤医師が2名以上※2 ●在宅療養支援診療所であること ＜病院＞ ○病院の場合以下の全て ●地域包括ケア病棟の届出 ●在宅療養支援病院であること 「2」については，左記の要件を満たしていること ●自院の外来診療から訪問診療に移行した患者数10人以上（「1」のみ） ●往診等を実施した患者の条件は左記の同加算と同様	

※1 当該月の薬剤料，550点以上の検査，画像診断，処置等以外の費用は，当該点数に含まれる。
※2 地域包括診療料・加算に係る常勤医師2名以上のうち，1名以上が常勤医師。
【改定】「抗微生物薬適正使用の手引き」に則した治療手順等，抗菌薬の適正使用に資する診療を行うことを要件として追加

（ウォームハーツ資料）

＜別紙様式47，48＞

(別紙様式47)

「地域包括診療加算」・「認知症地域包括診療加算」に関する説明書

当院では、「地域包括診療加算」等を算定する患者さんに、「かかりつけ医」として、次のような診療を行います。

○ 生活習慣病や認知症等に対する治療や管理を行います。
○ 他の医療機関で処方されるお薬を含め、服薬状況等を踏まえたお薬の管理を行います。
○ 予防接種や健康診断の結果に関する相談等、健康管理に関するご相談に応じます。必要に応じ、専門の医療機関をご紹介します。
○ 介護保険の利用に関するご相談に応じます。
○ 必要に応じ、訪問診療や往診に対応します。
○ 体調不良時等、患者さんからの電話等による問い合わせに対応しています。

連絡先　▲▲医院　　●●●-●●●-●●●●

患者さん・ご家族へのお願い

○ 他の医療機関を受診される場合、お急ぎの場合を除き、担当医にご相談ください。お急ぎの場合に、他の医療機関を受診した場合には、次に当院を受診した際にお知らせください。（他の医療機関で受けた投薬なども、お知らせください。）
○ 受診時にはお薬手帳をご持参ください。
○ 処方を受けている薬局のお名前をお知らせください。
○ 健康診断の結果については、担当医にお知らせください。

「地域包括診療加算」・「認知症地域包括診療加算」

に関する同意書

「地域包括診療加算」・「認知症地域包括診療加算」

について説明を受け、理解した上で、▲▲医院　医師　○○○○を担当医として、生活習慣病等（●●、□□）に対する継続的な診療、お薬の管理、健康管理に関する相談・指導等を受けることに同意いたします。

※　他の医療機関で「地域包括診療加算」「認知症地域包括診療加算」「地域包括診療料」「認知症地域包括診療料」を算定している方は、署名する前にお申し出ください。

(患者氏名)

(別紙様式48)

「地域包括診療料」・「認知症地域包括診療料」に関する説明書

当院では、「地域包括診療料」等を算定する患者さんに、「かかりつけ医」として、次のような診療を行います。

○ 生活習慣病や認知症等に対する治療や管理を行います。
○ 他の医療機関で処方されるお薬を含め、服薬状況等を踏まえたお薬の管理を行います。
○ 予防接種や健康診断の結果に関する相談等、健康管理に関するご相談に応じます。必要に応じ、専門の医療機関をご紹介します。
○ 介護保険の利用に関するご相談に応じます。
○ 必要に応じ、訪問診療や往診に対応します。
○ 体調不良時等、患者さんからの電話等による問い合わせに対応しています。

連絡先　▲▲医院　　●●●-●●●-●●●●

患者さん・ご家族へのお願い

○ 他の医療機関を受診される場合、お急ぎの場合を除き、担当医にご相談ください。お急ぎの場合に、他の医療機関を受診した場合には、次に当院を受診した際にお知らせください。（他の医療機関で受けた投薬なども、お知らせください。）
○ 受診時にはお薬手帳をご持参ください。
○ 処方を受けている薬局のお名前をお知らせください。
○ 健康診断の結果については、担当医にお知らせください。

「地域包括診療料」・「認知症地域包括診療料」

に関する同意書

「地域包括診療料」・「認知症地域包括診療料」

について説明を受け、理解した上で、▲▲医院　医師　○○○○を担当医として、生活習慣病等（●●、□□）に対する継続的な診療、お薬の管理、健康管理に関する相談・指導等を受けることに同意いたします。

※　他の医療機関で「地域包括診療加算」「認知症地域包括診療加算」「地域包括診療料」「認知症地域包括診療料」を算定している方は、署名する前にお申し出ください。

(患者氏名)

第4章　診療報酬請求の各項目ポイント〈特掲診療料 ▶ 医学管理等〉

オンライン診療料算定時の留意点は？

平成30年改定から、情報通信機器を活用した診療（オンライン診療）として新規4項目（オンライン診療料、オンライン医学管理料、オンライン在宅管理料、精神科オンライン在宅管理料）が設けられました。
オンライン診療料を算定するに当たっては、原則、対面診療、有効性や安全性等への配慮、施設基準においては「緊急時に概ね30分以内に診察可能な体制」を確保することなどが挙げられています。

解説

□オンラインによる診療に対しての評価は、①オンライン診療料、②オンライン医学管理料、③オンライン在宅管理料、④精神科オンライン在宅管理料が新設されました。

□電話だけでは状況を医師に伝えることが難しい場合も、映像により状態の把握ができることや、通院は困難だが在宅医療を頻回に依頼するほどではない患者にも対応できるので、重症化前の早期対応が可能となります。医師、介護者の負担の軽減にもつながります。

POINT

〈オンライン診療料〉

◎対象患者

①既定の医学管理等（下記［参考］）の算定対象者

②下記［参考］の管理に係る初診から6月間経過した患者（6月間は同一医師による対面診療）。ただし，初算定月から6月以上経過している場合は，直近12月以内に6回以上の対面診療も可。

◎情報通信機器

①医療機関に設置された情報通信機器

②患者さまが利用する機器の費用は，療養の給付と直接関係のないサービス等の費用として別途徴収

［参考］■オンライン診療料／医学管理料の算定要件等

項目名	オンライン診療料	オンライン医学管理料
点数	70点（月1回）	100点（当該期間の月数）（月1回）
算定要件等	連続2月まで算定可	前回受診の翌月から今回受診の前月が2月以内の場合算定可
	該当項目[※1,2]に関する管理を，初診から6月以上実施	該当項目[※1]に関する管理を，初診から6月以上実施
	初診料，再診料，外来診療料，在宅患者訪問診療料（Ⅰ），在宅患者訪問診療料（Ⅱ）と同月算定不可	●該当項目[※2]の管理料を算定している月は，同月算定不可 ●次回受診月に，まとめて請求
対象患者	該当項目[※1,2]のいずれかを算定している患者	該当項目[※2]の医学管理を継続的に行っている患者

[※1] 特定疾患療養管理料，小児科療養指導料，てんかん指導料，難病外来指導管理料，糖尿病透析予防指導管理料，地域包括診療料，認知症地域包括診療料，生活習慣病管理料
[※2] 在宅時医学総合管理料，精神科在宅患者支援料

<算定要件>
- 初診から6月は，毎月同一の医師が対面診療実施
- オンライン診療と対面診療は，同一医師が実施
- 対面診療（間隔は3月以内）とオンライン診療を組み合わせた療養計画を作成，計画に基づき診療を行う
- 保険医療機関に設置された情報通信機器を用いて，診療を実施

<施設基準>
- 厚生労働省の定める情報通信機器を用いた診療に係る指針等に沿って診察を行う医療機関
- 緊急時に概ね30分以内に当該医療機関にて診察可能な体制を有していること（小児療養指導料，てんかん指導料，難病外来指導管理料の対象患者は除く）
- オンライン診療料／（1月あたりの再診料等（電話再診除く）及びオンライン診療料の算定回数）＝1割以下であること

■オンライン医学管理料・診療料の算定例

4月	5月	6月	7月
対面診療	オンライン診察	オンライン診察	対面診療

| 特定疾患療養管理料＋再診料 | オンライン医学管理料＋オンライン診療料 | オンライン医学管理料＋オンライン診療料 | 特定疾患療養管理料＋再診料 |

オンライン医学管理料の請求は次回受診月＝対面診療時

■オンライン在宅管理料の算定例　　　●：訪問診療，○：オンライン診察

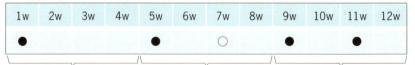

〔厚生労働省：平成30年度診療報酬改定の概要（医科I）
[http://www.mhlw.go.jp/file/06-Seisakujouhou-12400000-Hokenkyoku/0000198532.pdf]〕

＜レセプト記載＞

●「摘要」欄
　特定疾患療養管理料，小児科療養指導料，てんかん指導料，難病外来指導管理料，糖尿病透析予防指導管理料，地域包括診療料，認知症地域包括診療料，生活習慣病管理料，在宅時医学総合管理料又は精神科在宅患者支援管理料のうち，当該患者が算定しているものを選択して記載するとともに，算定を開始した年月を記載すること。

●「診療実日数」欄
　平成30年3月31日以前から継続的にオンライン診療を行い電話等再診を算定していた患者に改定後も一連の診療としてオンライン診療を行い電話等再診を算定する場合は，その旨を「摘要」欄に記載する。また，回数，それ以外で電話等再診を算定する場合の回数を，それぞれ記載すること。同一日にオンライン診療が2回以上行われた場合の実日数は，1日として数える。

第4章　診療報酬請求の各項目ポイント〈特掲診療料 ▶ 医学管理等〉

特定疾患療養管理料の対象疾患は？

糖尿病，高血圧症，脂質異常症等，生活習慣病をはじめとして，多数の対象疾患があります。
対象疾患を主病として，服薬・運動・栄養等の療養上の管理を行っていれば特定疾患療養管理料を算定することができます。

解説

□当該点数は，生活習慣病等の慢性的な疾患に対して，プライマリケアを担う地域のかかりつけ医の計画的な治療管理を行うことを評価したものです。200床以上の医療機関では算定できません。

POINT

◎診療所または200床未満の病院であること
◎対象疾患を主病として管理していること
◎初診日または当該保険医療機関の退院日から1か月以上経過していること
◎月2回を上限として算定できる

<対象疾患>

結核，悪性新生物，甲状腺障害，処置後甲状腺機能低下症，糖尿病，スフィンゴリピド代謝障害及びその他の脂質蓄積障害，ムコ脂質症，リポ蛋白代謝障害及びその他の脂（質）血症，リポジストロフィー，ローノア・ベンソード腺脂肪腫症，高血圧性疾患，虚血性心疾患，不整脈，心不全，脳血管疾患，一過性脳虚血発作及び関連症候群，単純性慢性気管支炎及び粘液膿性慢性気管支炎，詳細不明の慢性気管支炎，その他の慢性閉塞性肺疾患，肺気腫，喘息，喘息発作重積状態，気管支拡張症，胃潰瘍，十二指腸潰瘍，胃炎及び十二指腸炎，肝疾患（経過が慢性なものに限る），慢性ウイルス肝炎，アルコール性慢性膵炎，その他の慢性膵炎，思春期早発症，性染色体異常

● 対象疾患に対してどのような指導・管理を行っているかをカルテに記載する必要があります。点数（費用）が高いために会計において患者さまから「何の料金ですか」と質問されることもあります。200床以上の病院は対象外のため，大規模病院から新規に開業された先生方は本項目の運用を知らずに算定漏れが見受けられます。

診療所	225点	月2回限度
病院（許可病床数100床未満）	147点	
病院（許可病床数200床未満）	87点	

〈例〉初診の日・退院の日から1か月以内とは（間違えやすいので注意）

| 3月 | 4月 | 5月 |

① 初診日・退院の日が基準日の場合

初診日　3/15　　　　　　4/14
自院退院日　　算定できない期間

② 初診・退院の日から1か月を経過した日が初診・退院の日が属する月の翌々月の1日となる場合

初診日　3/31（末日）　　　4/30（休日）
自院退院日　　算定できない期間　5/1（1か月を経過した日）

〔2018年4月30日は祝日なので，4月28日（前々日）より算定可能〕

第4章　診療報酬請求の各項目ポイント〈特掲診療料 ▶ 医学管理等〉

特定疾患療養管理料の対象疾患であっても算定できないケースは？

対象疾患を主病として管理しなければ算定できません。また，この点数は「初診から1か月間は初診料に含まれる」，「当該保険医療機関から退院した日から1か月は算定できない」と規定されています。他には，同一月に併算定できない医学管理等の項目があります。

解説

□ 初診料を算定した日から1か月を経過していなければ算定できません。また自院の退院直後の患者さまも退院日から1か月を経過しているか確認する必要があります（平成28年度改定より「自院の」退院についてに変更）。

POINT

- ◎ 対象疾患を主病として管理していること
- ◎ 初診，退院から1か月を経過していること
- ◎ 月3回目からは算定できない
- ◎ 同一月に併せて算定できない医学管理等の項目がある

<同一月に併せて算定できない項目>

次の項目は同一月に併せて算定することはできません。
特定疾患療養管理料，ウイルス疾患指導料，小児特定疾患カウンセリング料，小児科療養指導料，てんかん指導料，難病外来指導管理料※，皮膚科特定疾患指導管理料，慢性疼痛疾患管理料，小児悪性腫瘍患者指導管理料，耳鼻咽喉科特定疾患指導管理料，在宅療養指導管理料（第2節C100～C119），心身医学療法は特に規定する場合を除き主たるもののみ算定します。

※難病外来指導管理料は，「難病法」の施行に伴い平成28年度改定で対象疾患が改められました。
① 「難病法」が指定難病として定める疾患で医療受給者証を交付されているもの（331疾患）
② 「難病法」において特定医療費の支給認定に係る基準を満たすものとして診断を受けたもの
③ 「特定疾患治療研究事業」において掲げる疾患に罹患していて都道府県知事から受給者証の交付を受けているもの（スモンについては過去に公的な認定を受けたことが確認できる場合）
④ 「先天性血液凝固因子障害等治療研究事業」において掲げる疾患に罹患していて都道府県知事から受給者証の交付を受けているもの

● 例えば耳鼻科にアレルギー性鼻炎で通院されている患者さまに胃薬を投与した場合に，胃炎の傷病名が付記されます。胃炎は特定疾患療養管理料の対象疾患ではありますが，本事例の主病はアレルギー性鼻炎になります。

⬇

このようなケースで，特定疾患療養管理料の算定を行うことは，あまり勧められません。また，どちらも主病であり，胃炎に対して療養上の指導が行われている場合は，カルテに指導内容の記載が必須となります。

■対象疾患の詳細

特定疾患療養管理料対象疾患は厚生労働省から「別表第1」として掲げられている疾患ですが，詳細として「告示6」が点数表などに掲載されています。

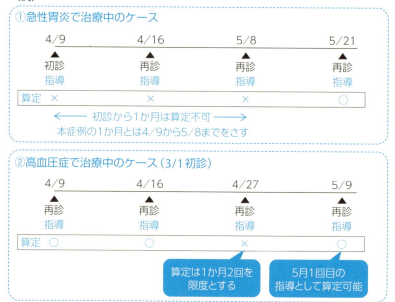

〈例〉
① 急性胃炎で治療中のケース

② 高血圧症で治療中のケース（3/1初診）

● 1か月経過とは

算定回数が「週」単位，または「月」単位の場合，特に定めのない場合は「日曜〜土曜」または「初日から末日」を算定単位としますが，特定疾患療養管理料は「初診の日から1月」のため，具体的には上記のように4月9日が初診の場合，1か月後は5月9日から算定可能となります。

第4章 診療報酬請求の各項目ポイント〈特掲診療料 ▶ 医学管理等〉

特定薬剤治療管理料1(薬剤血中濃度)の対象薬剤・対象疾患は？

特定薬剤治療管理料1は，対象となる薬剤と疾患の組み合わせが決まっています。入院中の患者さまのみが対象となる場合がありますので，ご留意下さい。

□次ページの一覧の薬物療法は，投与薬剤の血中濃度を測定し，その結果に基づき当該薬剤の投与量を厳密に管理した場合に，算定できる項目です。

POINT

◎対象薬剤と対象疾患が一致していること
◎対象薬剤の血中濃度を測定していること
◎月1回に限り算定できる

＜特定薬剤治療管理料1の対象薬剤と疾患＞

薬剤	疾患
①ジギタリス製剤	心疾患
②テオフィリン製剤	気管支喘息等
③不整脈用剤	不整脈
④ハロペリドール製剤 　ブロムペリドール製剤	統合失調症
⑤リチウム製剤	躁うつ病
⑥バルプロ酸ナトリウム，カルバマゼピン	躁うつ病，躁病
⑦バルプロ酸ナトリウム	片頭痛
⑧抗てんかん剤	てんかん
⑨サリチル酸系製剤（アスピリン他）	若年性関節リウマチ等
⑩メトトレキサート	悪性腫瘍
⑪シクロスポリン	重度の再生不良性貧血等
⑫タクロリムス水和物	全身型重症筋無力症等
⑬免疫抑制剤（シクロスポリン，タクロリムス水和物）	臓器移植後の免疫抑制
⑭イマチニブ	当該薬剤の適応疾患（慢性骨髄性白血病等）
⑮アミノ配糖体抗生物質等 　トリアゾール系抗真菌剤（ボリコナゾール）	重症又は難治性真菌感染症（入院患者のみ）
⑯エベロリムス（抗悪性腫瘍剤として）	結節性硬化症に伴う上衣下巨細胞性星細胞腫
⑰シロリムス製剤	リンパ脈管筋腫症
⑱スニチニブ	腎細胞癌の悪性腫瘍
⑲ジギタリス製剤の急速飽和	重症うっ血性心不全
⑳てんかん重積状態の患者に対し抗てんかん剤の注射などを行った場合	全身性けいれん発作重積状態

●なお，特定薬剤治療管理料として，平成30年改定で「サリドマイド及びその誘導体を投与している患者」特定薬剤治療管理料2（100点）が追加となりました。

＜特定薬剤治療管理料2の対象薬剤＞
サリドマイド製剤及びその誘導体
（サリドマイド，レナリドミド及びポマリドミド）

＜特定薬剤治療管理料2の算定要件＞
①胎児曝露を未然に防止するための安全管理手順※を遵守して，処方及び調剤を実施する。
　※「サリドマイド製剤安全管理手順（TERMS®）」及び「レブラミド・ポマリスト適正管理手順（RevMate®）」
②患者に対して，医師及び薬剤師が「薬剤の管理状況の確認」「適正使用に係る必要な説明」を実施する。
③当該医薬品の製造販売を行う企業に対して，確認表等を用いて定期的に安全管理の遵守状況等を報告する。
④診療録に指導内容の要点を記録する。

第4章　診療報酬請求の各項目ポイント〈特掲診療料 ▶ 医学管理等〉

特定薬剤治療管理料1の算定点数の相違は？

特定薬剤治療管理料1の対象薬剤について，初めて血中濃度を測定して薬剤の管理を始めた月は「初回月」として加算があります。薬剤によっては「4か月目」の算定からは50％に減算されるものもあります。

解説

□ 初回月は血中濃度を頻繁に測定し，投与量などを設定・管理することから加算があります。同区分で薬剤を変更した場合においては，初回月加算は算定できません。

POINT

- ◎ 初回月は加算あり
- ◎ 4か月目から50％に減算される薬剤あり
- ◎ 急速飽和を測定する薬剤は所定点数がより高点となる
- ◎ 検査を行うが，「医学管理等」で算定をする

＜50％減算にならない薬剤＞

Q29で説明した薬剤のうち以下の薬剤に関しての管理料は4か月目以降であっても減算はされません。

⑥バルプロ酸ナトリウム，カルバマゼピン
⑧抗てんかん剤
⑪シクロスポリン
⑫タクロリムス水和物
⑬免疫抑制剤

これらの薬剤は血中濃度のコントロールが難しく，発作を起こす疾病であること等から減算はありません。

〈例〉

● 喘息でテオフィリン血中濃度測定の場合

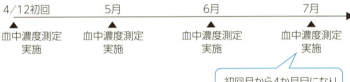

〈算定〉
4月診療分　特定薬剤治療管理料・所定点数＋初回加算
5月診療分　特定薬剤治療管理料・所定点数
6月診療分　特定薬剤治療管理料・所定点数
7月診療分　特定薬剤治療管理料・所定点数×0.5

● 喘息でテオフィリン血中濃度測定なしの場合

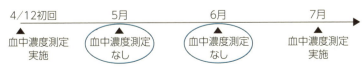

〈算定〉
4月診療分　特定薬剤治療管理料・所定点数＋初回加算
5月診療分　特定薬剤治療管理料・算定なし
6月診療分　特定薬剤治療管理料・算定なし
7月診療分　特定薬剤治療管理料・所定点数×0.5

■4か月目とは

特定薬剤治療管理料の規定は「4月目以降は100分の50で算定する」とされています。初回の月から数えて4か月目をさします。4回目ではなく4か月目ですので，初回算定月から計算して4か月目に該当する場合は途中の月（2か月目や3か月目）の算定がなくても50％に減算されます。

第4章 診療報酬請求の各項目ポイント〈特掲診療料 ▶ 医学管理等〉

2種以上の薬剤血中濃度測定の特定薬剤治療管理料1の算定は？

Q29の一覧の①〜⑱の各区分が異なる場合は，それぞれ所定点数が算定できます。同区分の場合は，抗てんかん剤に限り2種類以上の薬剤について血中濃度測定を行い管理をしている場合は「所定点数×2」で算定できます。

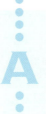

解説

□抗てんかん剤を2種類以上測定している場合は，月に2回を限度として算定できます。またQ29で掲載した①〜⑱までの薬剤のうち区分が異なる（別の疾病に対し別の薬剤を投与する）場合はそれぞれ別に算定できます。

POINT

◎抗てんかん剤は月2回算定できる
◎対象区分が異なればそれぞれ算定できる
◎急速飽和・重積状態は別に規定あり

<急速飽和・重積状態について>

Q29で掲載した①〜⑱は別々に算定できますが，「①と⑲」，「⑧と⑳」に関しては注意するポイントがあります。

⑲はジギタリス製剤の急速飽和に関する点数になり，①ジギタリス製剤の所定点数は同一月には算定できません。急速飽和とは，重症うっ血性心不全に対して2日間程度のうちに数回にわたりジギタリス製剤を投与し，治療効果が得られるまでの濃度にまで到達させることをいいます。

⑳はてんかん重積状態の患者さまに対し抗てんかん剤の注射等を行った場合，⑧抗てんかん剤の所定点数は同一月には算定できません。

算定は重積状態が消失した日になります。

■ 特定薬剤治療管理料について

いずれの薬剤も血中濃度を測定し，検査結果や治療計画の要点をカルテに記載する必要があります。

第4章 診療報酬請求の各項目ポイント〈特掲診療料 ▶ 医学管理等〉

Q32 悪性腫瘍特異物質治療管理料とは？

悪性腫瘍であると確定診断が下されている患者さまに「腫瘍マーカー」検査を行った場合は，医学管理等の「悪性腫瘍特異物質治療管理料」で算定します。

解説

□悪性腫瘍と確定しても，転移や再発の有無に関して腫瘍マーカーを測定しますが，この場合は医学管理料として「悪性腫瘍特異物質治療管理料」を算定します。

POINT

◎ 初回月は加算あり
◎ 腫瘍マーカーを何項目行っているかで点数に違いがある
◎ 月1回に限り算定する
◎ 悪性腫瘍の疑いの場合は「検査」で算定をする
◎ 算定をする保険医療機関は原則屋内禁煙であること

<点数の構成>
イ．尿中BTAの測定　　　　220点
ロ．尿中BTA以外の腫瘍マーカー
　　(1) 1項目のみ　　　　　360点
　　(2) 2項目以上　　　　　400点
　（加算）初回月　　　＋150点（ロ．のみ対象）

■点数に含まれる項目

悪性腫瘍特異物質治療管理料には実際に測定した「腫瘍マーカーの検査料」、「採血料」、「検体検査判断料」は算定できません。上記点数のみを月1回算定します。悪性腫瘍特異物質治療管理料と同日に他の検査の採血がある場合であっても、採血料は当該管理料に含まれ算定できません。

検体検査判断料は別途実施した検査に応じて算定できるケースがあります（**Q33**参照）。

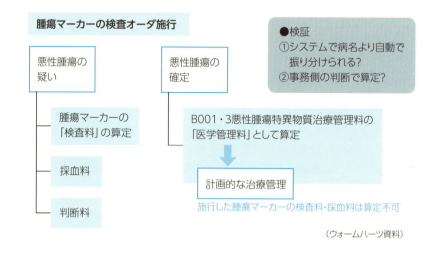

（ウォームハーツ資料）

第4章 診療報酬請求の各項目ポイント〈特掲診療料 ▶ 医学管理等〉

Q33 悪性腫瘍の確定診断後の他疾患についての腫瘍マーカー検査の算定は？

悪性腫瘍特異物質治療管理料を算定している腫瘍マーカーと関連のない項目を測定する場合は、腫瘍マーカーの検査料及び検体検査判断料が算定できます。

解説

□腫瘍マーカー検査は悪性腫瘍であると疑われる患者さまに対して実施するものですが，一部悪性腫瘍以外の疾患にも適用されます。その場合は関連のない腫瘍マーカーとして検査料で算定できます。

POINT

◎確定診断された悪性腫瘍とは関連のない腫瘍マーカーであること

◎当該管理料と同一月に，腫瘍マーカーの検査料・生化学的検査Ⅱの判断料が算定可能

〈例〉
① 急性及び慢性膵炎の診断及び経過観察のための「エラスターゼ-1」
② 肝硬変，HBs抗原陽性の慢性肝炎，HCV抗体陽性の慢性肝炎に対する「α-フェトプロテイン」又は「PIVKA-Ⅱ半定量又は定量」（月1回に限る）
③ 子宮内膜症の診断又は治療効果判定のための「CA125，CA602」（診断又は治療前及び治療後の各1回に限る）
④ 家族性大腸腺腫症に対して行った「CEA」

■腫瘍マーカーCA125，CA602について

　上記検査項目は2項目を併せて測定した場合でも，主たるもののみ算定します。対象疾患は卵巣がん等の他に，子宮内膜症も適用されますので，両方に対して測定した場合は「悪性腫瘍特異物質治療管理料」または「腫瘍マーカー検査」のいずれか一方のみを算定します。

診療報酬請求の各項目ポイント〈特掲診療料 ▶ 医学管理等〉

Q34 疾患や標榜診療科が限定の医学管理料は？

> 医学管理料には疾患が定められている項目や，診療科が限定されているものがほとんどです。
> また，対象年齢が定められているものや，届出の必要なものなど医学管理料ごとに細かい決まりがあります。

解説

□ Q27のように特定疾患療養管理料をはじめ，ほとんどの医学管理料は対象疾患が決まっています。また算定点数及び算定回数などは医学管理料によって異なります。

POINT
- ◎ 標榜診療科が限定されているものがある
- ◎ 標榜していれば他科でも算定できるものがある
- ◎ 届出の必要な医学管理料がある
- ◎ 対象年齢の定められた医学管理料がある

> **＜標榜診療科が限定されている主な医学管理料＞**
>
> 小児特定疾患カウンセリング料………小児科，小児外科，心療内科
> 小児科療養指導料※……………………小児科
> てんかん指導料…………………………小児科，小児外科，神経科，
> 　　　　　　　　　　　　　　　　　　神経内科，精神科，
> 　　　　　　　　　　　　　　　　　　脳神経外科，心療内科
> 皮膚科特定疾患指導管理料……………皮膚科，皮膚泌尿器科，
> 　　　　　　　　　　　　　　　　　　形成外科，アレルギー科
> 小児悪性腫瘍患者指導管理料※………小児科，小児外科
> 耳鼻咽喉科特定疾患指導管理料………耳鼻咽喉科
> 小児科外来診療料※……………………小児科，小児外科
> 乳幼児育児栄養指導料…………………小児科，小児外科
> 小児かかりつけ診療料…………………小児科，小児外科
>
> ※標榜科があれば，他科の医師による診察でも算定可能

■医学管理料の注意

上記の医学管理料は標榜診療科が限定されています。さらに算定できる医師が限定されている項目もあります。指導内容のカルテ記載の有無については，行政指導では特に厳しい視点で確認されます。対象病名等のみでは算定に結び付けられません。必ず指導の要点を記載することが必要となります。

■標榜科と医師・対象患者の規定

上記のように標榜診療科が限定されている医学管理料について，通常は標榜診療科を担当する医師が指導・管理を行った場合に算定できますが，「小児科療養指導料」と「小児科外来診療料」と「小児悪性腫瘍患者指導管理料」については例外です。この3つは標榜科があれば，他科の医師が診察を行った場合でも算定できます。ただ，「小児科療養指導料」については，小児科医が治療計画の作成を行う必要があります。

小児科療養指導料	小児科標榜	15歳未満の外来患者に算定する対象疾患と状態は、**Q35** を参照
小児悪性腫瘍患者指導管理料	小児科標榜	悪性腫瘍を主病とする15歳未満の外来患者に算定する
小児科外来診療料	小児科標榜	全科を対象として3歳未満の患者に算定する

第4章　診療報酬請求の各項目ポイント〈特掲診療料 ▶ 医学管理等〉

小児科に関わる医学管理指導って何？

小児科に関わる項目には，対象年齢や対象疾患が定められているものから，3歳未満であれば全員対象となるものなどそれぞれ特徴があります。

解説

□小児科に限定された医学管理料もありますが，**Q27**で掲載した特定疾患療養管理料のように診療科や年齢に関係なく対象となる疾患に対して指導・管理を行えば算定できる項目もあります。

POINT

◎対象年齢に注意

◎対象疾患を確認

◎標榜科と診療科の違いに注意

◎屋内禁煙が義務付けられている医学管理料があることに留意

＜小児科に関連する項目＞

小児特定疾患カウンセリング料…18歳未満の気分障害，神経症性障害，ストレス関連障害及び身体的要因に関連した行動症候群，心理的発達の障害又は小児期及び青年期に通常発症する行動及び情緒の障害の患者

小児科療養指導料……………15歳未満の脳性麻痺，先天性心疾患，ネフローゼ症候群，ダウン症等の染色体異常，川崎病で冠動脈瘤のあるもの，脂質代謝障害，腎炎，溶血性貧血，再生不良性貧血，血友病，血小板減少性紫斑病，先天性股関節脱臼，内反足，二分脊椎，骨系統疾患，先天性四肢欠損，分娩麻痺，先天性多発関節拘縮症及び小児慢性特定疾病並びに児童福祉法で障害児と規定される状態。さらに6歳未満で出生時の体重が1,500g未満の者

てんかん指導料………………てんかん患者

小児悪性腫瘍患者指導管理料……小児悪性腫瘍，白血病，悪性リンパ腫

小児科外来診療料……………**Q36**参照

乳幼児育児栄養指導料………3歳未満の初診患者

小児かかりつけ診療料………当該医療機関を4回以上（予防接種等の保険外のものを含む）受診した未就学児の患者（3歳以上の患者については，3歳未満から小児かかりつけ診療料を算定しているものに限る）

臍ヘルニア圧迫指導管理料………1歳未満の乳児

■乳幼児育児栄養指導料について

対象は3歳未満であれば疾患は問いません。小児科を担当する医師が初診で来院された3歳未満の患者さまに対して育児や栄養等について指導を行い，内容をカルテに記載すれば全員に算定できます。

■小児科療養指導料について

平成30年改定より，対象疾患及び状態が追加となりました。また，算定要件として，「必要に応じ，患者の通学する学校との情報共有・連携を行うこと」が加えられ，指導は小児科医以外も算定可能となりました。

新設の加算として，人工呼吸器導入時相談支援加算が設けられました。

日常的に車椅子を使用する患者さまに対し，日常生活に応じて，理学療法士又は作業療法士等が，患者さまの体幹や座位保持機能を評価したうえで体圧分散やサポートのためのクッション，付属品の選定や調整をすることが掲げられています。

■小児科標榜科と医師の規定

項　目	届出	標榜科	医　師
小児特定疾患カウンセリング料	なし	小児科，小児外科，心療内科	小児科専任※1
小児科療養指導料	なし	小児科	医師の規定なし※2
てんかん指導料	なし	小児科，小児外科，神経科，神経内科，精神科，脳神経外科，心療内科	標榜科の専任医師
小児悪性腫瘍患者指導管理料	なし	小児科，小児外科	医師の規定なし
小児科外来診療料	なし※3	小児科，小児外科	医師の規定なし
乳幼児育児栄養指導料	なし	小児科，小児外科	小児科担当医師※4
小児かかりつけ診療料	必要	小児科，小児外科	小児科専任医師の届出
臍ヘルニア圧迫指導管理料	なし	規定なし※5	医師の規定なし

※1 同一医師が他の診療科を併せ担当している場合にあっては算定できない（アレルギー科のみ算定可）
※2 治療計画の作成は小児科専任
※3 届出は必要ないが，施設基準を満たすことが必要
※4 複数標榜で医師1人の場合でも算定可能　（例：「内科・小児科」，「産科・小児科」）
※5 規定はないが1歳未満の乳児が対象

■小児科以外の小児に関する新設項目(小児運動器疾患指導管理料)

運動器疾患を有する6歳未満の外来患者に,当該専門の知識を有する医師が管理,指導を行った場合に,6月に1回に限り算定します。

他の医師(他医の整形外科医及び当該医療機関の医師で,整形外科以外の担当医を含む)の紹介により受診,又は健康調査をした医師の助言を受けて受診した場合が対象となります。

平成30年3月31日までに当該保険医療機関を受診していて初診時に対象の要件を満たしている場合は,患者と家族の同意を得ることにより,15歳になるまで算定可能です。

第4章 　診療報酬請求の各項目ポイント〈特掲診療料 ▶ 医学管理等〉

Q36 小児科外来診療料と小児かかりつけ診療料（包括点数）は小児科にとってプラスになる？

小児科に関わる包括点数がある医学管理等の項目になります。「小児科外来診療料」は3歳未満のすべての患者さまが対象となり，算定は一部を除き，対象者全員となります。「小児かかりつけ診療料」は小児のかかりつけ医の評価として平成28年度診療報酬改定により新設され，「かかりつけ医」として同意を得た患者さまのみが算定可能となり，原則1か所の医療機関で算定します。

解説

- □「小児科外来診療料」は小児科（小児外科を含む）医療機関であれば，平成28年4月より届出の必要がなく3歳未満の対象者全員に算定可能です。
- □「小児かかりつけ診療料」は次ページの施設基準を満たし，届出をすることが必要です。
- □「小児かかりつけ診療料」は，4回以上受診した未就学児が算定対象です。受診回数には，予防接種等の保険外受診も含みます。
- □3歳以上の場合は，3歳未満から小児かかりつけ診療料を算定しているものに限ります。

POINT

◎小児科外来診療料
- 医療機関単位で算定
- 3歳未満を除くすべての患者さま

◎小児科かかりつけ診療料
- 説明書，同意書に基づく同意を未就学児の患者さま（かかりつけ医1箇所の保険医療機関に限り算定）

◎両項目とも，「抗微生物薬適正使用の手引き」を参考に，抗菌薬の適正な使用の普及啓発に資する取り組みを行っていること

＜小児かかりつけ診療料の施設基準＞

(1) 専ら小児科または小児外科を担当する常勤の医師が1名以上配置されていること
(2) 区分番号「B001－2」小児科外来診療料を算定していること
(3) 区分番号「A001」の注10に規定する時間外対応加算1または時間外対応加算2に係る届出を行っていること
(4) (1)に掲げる医師が，以下の項目のうち，3つ以上に該当すること。
　ア　在宅当番医制等により，初期小児救急医療に参加し，休日または夜間の診療を月1回以上の頻度で行っていること
　イ　母子保健法（昭和40年法律第141号）第12条または13条の規定による乳幼児の健康診査（市町村を実施主体とする1歳6カ月，3歳児等の乳幼児の健康診査）を実施していること
　ウ　予防接種法（昭和23年法律第68号）第5条第1項の規定による予防接種（定期予防接種）を実施していること
　エ　過去1年間に15歳未満の超重症児または準超重症児に対して在宅医療を提供した実績を有していること
　オ　幼稚園の園医または保育所の嘱託医に就任していること

＜小児科外来診療料の施設基準＞

小児科外来診療料については，小児科を標榜する保険医療機関であればよく，特に地方厚生（支）局長に対して，届出を行う必要はないこと

＜抗菌薬の適正な使用の普及啓発の取り組みとは＞

厚労省　疑義解釈（その1）平成30年3月30日

Q	問25）手引きを参考にした抗菌薬の適正な使用の普及啓発に資する取組とはなにか。
A	普及啓発の取組としては，患者に説明するほか，院内にパンフレットを置くことやポスターを掲示する等の対応を行っていること。

＜抗微生物薬適正使用の手引き＞

第一版 ダイジェスト版　　基礎疾患のない学童期以降の小児と成人対象の手引き

1. 感冒

発熱の有無は問わず，鼻症状（鼻汁，鼻閉），咽頭症状（咽頭痛），下気道症状（咳，痰）の3系統の症状が「同時に」，「同程度」存在する病態

> 感冒に対しては，抗菌薬投与を行わないことを推奨する。

2. 急性鼻副鼻腔炎

発熱の有無を問わず，くしゃみ，鼻汁，鼻閉を主症状とする病態を有する急性気道感染症

- 成人では，軽症※1の急性鼻副鼻腔炎に対しては，抗菌薬投与を行わないことを推奨する。
- 成人では，中等症又は重症※1の急性鼻副鼻腔炎に対してのみ，以下の抗菌薬投与を検討することを推奨する。

[成人に投与する場合の基本]
　アモキシシリン水和物内服5〜7日間
- 学童期以降の小児では，急性鼻副鼻腔炎に対しては，遷延性又は重症の場合※2を除き，抗菌薬投与を行わないことを推奨する。
- 学童期以降の小児の急性鼻副鼻腔炎に対して，遷延性又は重症の場合※2には，抗菌薬投与を検討することを推奨する。

[小児に投与する場合の基本]
　アモキシシリン水和物内服7〜10日間

※1 急性鼻副鼻腔炎の重症度分類

		なし	軽度/少量	中等以上
臨床症状	鼻漏	0	1	2
	顔面痛・前頭部痛	0	1	2
鼻腔所見	鼻汁・後鼻漏	0 (漿液性)	2 (粘膿性少量)	4 (粘液性中等量以上)

軽症：1〜3点　中等少：4〜6点　重症：7〜8点

※2 小児の急性鼻副鼻腔炎に係る判定基準
　　以下のいずれかに当てはまる場合，遷延性又は重症と判定する。
　　1. 10日間以上続く鼻汁・後鼻漏や日中の咳を認めるもの。
　　2. 39℃以上の発熱と膿性鼻汁が少なくとも3日以上続き重症感のあるもの。
　　3. 感冒に引き続き，1週間後に再度の発熱や日中の鼻汁・咳の増悪が見られるもの。

3. 急性咽頭炎

喉の痛みを主症状とする病態を有する急性気道感染症

- 迅速抗原検査又は培養検査でA群β溶血性連鎖球菌（GAS）が検出されていない急性咽頭炎に対しては，抗菌薬投与を行わないことを推奨する。
- 迅速抗原検査又は培養検査でGASが検出された急性咽頭炎に対して抗菌薬を投与する場合には，以下の抗菌薬投与を検討することを推奨する。

[成人・小児における基本]
　アモキシシリン水和物内服10日間

[Red Flag]
- 人生最悪の痛み，唾も飲み込めない，開口障害，嗄声，呼吸困難→扁桃周囲膿瘍，急性咽頭蓋炎，咽後膿瘍などを考慮
- 突発発症，嘔吐，咽頭所見が乏しい→急性心筋梗塞，くも膜下出血，頸動脈・椎骨動脈解離などを考慮

4. 急性気管支炎

発熱や痰の有無は問わず，咳を主症状とする病態を有する急性気道感染症

> 成人の急性気管支炎（百日咳を除く）に対しては，抗菌薬投与を行わないことを推奨する。

[肺炎の鑑別のために考慮する所見]
バイタルサインの異常（体温38℃以上，脈拍100回/分，呼吸数24回/分のいずれか1つ）または胸部聴診所見の異常

急性気道感染症の病型分類のイメージ

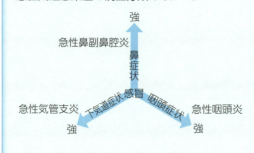

（厚生労働省：抗微生物薬適正使用の手引き 第一版 ダイジェスト版．2017年9月29日より引用）

<点数の構成>

		院外処方	院内処方	別途出来高で算定できる項目
小児科外来診療料	初診時	572点	682点	・初診料の時間外85点・休日250点・深夜580点・時間外特例230点 ・機能強化加算80点 ・再診料・外来診療料の時間外65点・休日190点・深夜520点・時間外特例180点
小児科外来診療料	再診時	383点	493点	・往診料（往診料の加算を含む） ・診療情報提供料（Ⅱ） ・地域連携小児夜間・休日診療料 ・院内トリアージ実施料 ・夜間休日救急搬送医学管理料
小児かかりつけ診療料	初診時	602点	712点	・初診料の時間外200点・休日365点・深夜695点・時間外特例345点 ・機能強化加算80点 ・再診料・外来診療料の時間外135点・休日260点・深夜590点・時間外特例250点
小児かかりつけ診療料	再診時	413点	523点	・往診料（往診料の加算を含む） ・診療情報提供料（Ⅰ）（Ⅱ） ・電子的診療情報評価料 ・地域連携小児夜間・休日診療料 ・院内トリアージ実施料 ・夜間休日救急搬送医学管理料

上記項目以外は別途算定できず，全て包括になります。

■小児科外来診療料での注意ポイント

①同一月に院外処方と院内処方が混在する場合

➡どちらも院外処方の点数で算定します。

②常態として院外処方をしているが，患者の症状が安定しているので今月は処方箋を発行しなかった場合

➡当該月のみ院内処方の点数で算定できます。

③院外処方で算定している患者が夜間救急で来院し，やむをえず院内で投薬をした場合
➡ 院内処方の点数で算定できます。
(注意) この場合，院内と院外の点数が同じレセプト上に掲載されますので，やむをえない理由をレセプトに記載します。
④小児かかりつけ診療料はかかりつけ医として規定の指導等を行うこととなっています。
➡ 他の医療機関と連携し，患者さまが受診するすべての医療機関を把握するとともに，必要に応じて専門的な医療が必要な場合は紹介等を行うなどがあります。
⑤電話等の指示 (電話再診) の場合の算定は？
➡ どちらも，出来高の再診料＋乳幼児加算の算定ができます。

〈例・診療所〉

●院外処方・月2回の定期的な診療 (初診1回・再診1回)

	初診	再診	院外処方箋料	合計
出来高	357点	110点＋52点	68点＋3点	590点
小児科外来診療料	572点	383点	包括	955点
小児かかりつけ診療料	602点	413点	包括	1015点

☆小児科外来診療料　＋365点 (3,650円)
☆小児かかりつけ診療料　＋425点 (4,250円)

● 院外処方・月2回の定期的な診療（再診2回）

	再診	院外処方箋料	合計
出来高	（110点＋52点）×2回	（68点＋3点）×2回	466点
小児科 外来診療料	383点×2回	包括	766点
小児かかりつけ 診療料	413点×2回	包括	826点

☆小児科外来診療料　＋300点（3,000円）
☆小児かかりつけ診療料　＋360点（3,600円）

● 院外処方・初診時検査（末梢血液一般，生化学Ⅰ10項目，採血料・判断料）

	初診	検査料	院外処方箋料	合計
出来高	357点	457点	68点＋3点	885点
小児科 外来診療料	572点	包括	包括	572点
小児かかりつけ 診療料	602点	包括	包括	602点

☆小児科外来診療料　－313点（▲3,130円）
☆小児かかりつけ診療料　－283点（▲2,830円）

- 検査や画像・手術・処置等も包括になるため，収入試算を行う必要があります。
- 「小児かかりつけ診療料」は，受診回数の把握は保険外も必要となります。同一患者であっても受診回数により「小児科外来診療料」「小児かかりつけ診療料」と算定が異なります。
- 「小児かかりつけ診療料」は，次の①～⑤の指導等を行っている旨の院内掲示を，外来の見やすいところに行っていることが必要です。
  ①急性疾患の対応方法，慢性疾患等の管理等療養上の指導
  ②受診医療機関すべての把握と必要に応じて専門医療の紹介等
  ③健診受診状況・結果の把握等保護者からの健康相談にも応じる
  ④予防接種の実施状況・有効性・安全性・スケジュール等の指導
  ⑤電話等による緊急の相談等常時可能な限り対応
  （地域の在宅当番医制等に協力する医師が配置の機関では，夜間・休日について輪番医療機関又は「#8000事業」の電話相談の案内で可）

第4章　診療報酬請求の各項目ポイント〈特掲診療料 ▶ 医学管理等〉

Q37 地域包括診療料の包括項目と算定の留意点は？

本項目は届出を行う必要があります。**Q25**にて解説・掲載されている再診料の加算「地域包括診療加算」と算定要件が一部を除き同様のものになります。こちらは医学管理等の項目になり，包括項目がありますのでご留意下さい。

□ 高血圧症・糖尿病・脂質異常症・認知症（すべて疑い病名は不可）のうち，2つ以上に罹患している患者さまを対象とします。他の医療機関で重複する疾患に対して診療等が行われた場合はどちらか一方のみで加算可能です。

POINT

◎ 地域包括診療加算については，**Q25**の「POINT」を参照
◎ 月1回のみ算定（初診の日は算定不可）
◎ 同一患者であっても月ごとに，出来高か包括かの選択が可能
◎ 患者ごとに，出来高か包括かの選択が可能
◎ 7種類以上の内服薬の投薬を行う場合の低減は適用されない

＜出来高で算定可能な項目＞ 下記以外すべて包括

	出来高で算定できる項目
再診料	時間外等加算 小児科特例加算 夜間・早朝等加算 産科・産婦人科標榜医療機関の妊婦加算
医学管理等	地域連携小児夜間・休日診療料 診療情報提供料（Ⅱ） 薬剤適正使用連携加算
在宅医療	在宅患者訪問診療料（Ⅰ）（Ⅱ） 在宅時医学総合管理料 ｝以外の在宅医療に 施設入居時等医学総合管理料 ｝係る点数
投薬	投薬に係る点数（処方料，処方箋料を除く）
その他	所定点数が551点以上の検査・画像診断・処置

第4章 診療報酬請求の各項目ポイント〈特掲診療料 ▶ 医学管理等〉

薬剤の適正使用に関連する新設項目とは？

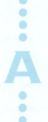

平成30年改定により，①薬剤適正使用連携加算，②小児抗菌薬適正使用支援加算が新設になりました。かかりつけ医における施設や入院医療機関との処方の情報共有や抗菌薬の適正使用および管理を目的とする項目です。

解説

☐ 平成28年より多種類の処方内容の減薬や薬局からの情報により重複投与，相互作用の取り組みに対しての評価項目が設けられました。

☐ 平成30年の改定は，「薬剤適正使用連携加算」として薬剤の減薬（調整）を行った退院先の医療機関，退所先の介護老人保険施設と，かかりつけ医が薬剤の服用状況や薬剤服用歴に関する情報共有等を退院・退所後の1月以内に行うことを評価した項目になります。

☐ また，国の政策として抗菌薬の適正な使用の普及啓発に資する取り組みを行うことが求められ要件化になった項目と，小児に対しての抗菌薬の適正使用についての項目が設けられました。小児のかかりつけ医は「抗微生物適正使用の手引き」を参考に初診患者の一定の疾患に抗菌薬を使用しない取り組みを行った場合「小児抗菌薬適正使用支援加算」を算定することが可能となります。

POINT

◎ どちらかの加算も加算自体の届出は不要
◎ 地域包括診療料の薬剤適正使用連携加算は当該診療科の届出が必要
◎ 小児抗菌薬適正使用支援加算は施設基準を満たすことが必要
◎ 小児かかりつけ診療料の小児抗菌薬適正使用支援加算は当該診療料の届出が必要

＜薬剤適正使用連携加算＞

- 対象者…再診料の地域包括診療加算・認知症地域包括診療加算，医学管理等の地域包括診療料，認知症地域包括診療料を算定する他の医療機関に入院又は介護老人保健施設に入所していた患者
- 算定… 30点（退院月又は退所月から2月目までに1回に限る）
- 要件…他の保険医療機関又は介護老人保健施設と連携して，以下の全てを満たす場合に算定する。

　ア 患者の同意を得て，入院又は入所までに，入院又は入所先の他の保険医療機関等に対し，処方内容，薬歴等について情報提供していること。処方内容には，当該保険医療機関以外の処方内容を含む。
　イ 入院又は入所先の他の保険医療機関等から処方内容について照会があった場合には，適切に対応すること。
　ウ 退院又は退所後1カ月以内に，ア又はイを踏まえて調整した入院・入所中の処方内容について，入院・入所先の他の保険医療機関等から情報提供を受けていること。
　エ 以下の（イ）で算出した内服薬の種類数が，（ロ）で算出した薬剤の種類数よりも少ないこと。いずれも，屯服は含めずに算出すること。
　　（イ）ウで入院・入所先の他の保険医療機関等から情報提供された入院・入所中の処方内容のうち，内服薬の種類数
　　（ロ）アで情報提供した処方内容のうち，内服薬の種類数

＜小児抗菌薬適正使用支援加算＞
- 対象者…施設基準を満たす保険医療機関※1に急性気道感染症又は急性下痢症で受診し，小児科外来診療料，小児かかりつけ診療料を算定する基礎疾患のない初診患者
- 算定… 80点
- 要件…診察の結果，抗菌薬投与の必要性が認められず，抗菌薬を使用しない患者に，療養上必要な指導や検査結果の説明をし，文書提供を行った場合に算定できる。
- インフルエンザウイルス感染の患者又はインフルエンザウイルス感染が疑われる場合は，算定できない。

※1 薬剤耐性(AMR)対策アクションプランに位置づけられた「地域感染症対策ネットワーク(仮称)」に係る活動※2に参加又は感染症に係る研修会※3等に定期的に参加していること。病院の場合は，データ提出加算2を届け出ていること。
※2 複数の医療機関や介護施設，自治体等と連携し，感染予防・管理についての情報共有や研修の実施などを定期的に行うこと。
※3 小児科もしくは感染症に関係する学会や医師会等が開催する抗菌薬の適正使用に資する研修会等に1年に1回以上参加していること。

【B001-2 注4／B001-2-11 注4 小児抗菌薬適正使用支援加算】

厚労省　疑義解釈（その3）平成30年4月25日

Q	問6） 小児抗菌薬適正使用支援加算について，急性上気道炎とその他の疾患で受診した患者に対して，軟膏や点眼の抗菌薬を処方した場合は当該加算の対象となるか。
A	軟膏や点眼薬などの外用の抗菌薬を処方した場合は，当該加算を算定できる。
Q	問127） 感染症対策ネットワーク（仮称）に係る活動とはなにか。
A	複数の医療機関や介護施設，自治体等と連携し，感染予防・管理についての情報共有や研修の実施などを定期的に行うこと。
Q	問128） 「感染症に係る研修会等に定期的に参加していること。」について，研修会等とは，どのようなものが該当するか。また，定期的な期間とは，どれくらいの期間か。
A	小児科もしくは感染症に関係する学会や医師会等が開催する抗菌薬の適正使用に資する研修会等に1年に1回以上参加していること。なお，病院においては保険医療機関内で行う抗菌薬の適正使用に資する研修会でも差し支えないが，この場合は，当該保険医療機関以外の医師も参加対象とした研修会であること。

第4章 診療報酬請求の各項目ポイント〈特掲診療料 ▶ 医学管理等〉

生活習慣病に対しての生活習慣病管理料の包括項目，処方がない場合の算定は？

包括項目：検査料，病理診断料，投薬料，注射料，医学管理料（糖尿病合併症管理料，がん性疼痛緩和指導管理料，外来緩和ケア管理料，糖尿病透析予防指導管理料を除く）は算定不可になります。
院内において処方がない場合の算定は「処方箋を交付する場合」の所定点数で算定する規定があります。

解説

□生活習慣病である脂質異常症・高血圧症・糖尿病を対象とし上記の項目をすべて含んだ包括点数として算定します。

POINT

- ◎月1回のみ算定
- ◎院内処方と院外処方で点数が分かれる
  （混在した月は院外処方として算定する）
- ◎同一患者であっても月ごとに，出来高か包括かの選択が可能
- ◎患者ごとに，出来高か包括かの選択が可能
- ◎算定をする保険医療機関は原則，屋内禁煙であること

生活習慣病管理料			
1. 院外処方箋を交付する場合または処方がない場合			月1回
	イ. 脂質異常症	650点	
	ロ. 高血圧症	700点	
	ハ. 糖尿病	800点	
2. 院内処方の場合			
	イ. 脂質異常症	1,175点	
	ロ. 高血圧症	1,035点	
	ハ. 糖尿病	1,280点	
血糖自己測定指導加算		＋500点	年1回

留意事項：①対象疾患が複数ある場合（「高血圧」と「糖尿病」など）でも1人の患者に対しては主たる疾病の生活習慣病管理料しか算定できない。
②高血圧症または脂質異常症が主病で生活習慣病管理料を算定する患者に対して糖尿病のインスリンの自己注射を指導する場合は，在宅自己注射指導管理料を併せて算定できる。
③糖尿病が主病で在宅自己注射指導管理料を算定している場合は，算定できない。

■ 包括と出来高

当該項目は1か月あたりの包括点数になります。対象疾病以外の疾病がある場合や，他科受診がある場合もすべて包括項目に該当する治療内容は含まれ算定できなくなります。本項目は出来高制，包括制のどちらで算定するか，月ごとに変更することも可能です。

＜点数の構成＞

包括になる項目	別途出来高で算定できる項目
医学管理等（糖尿病合併症管理料，がん性疼痛緩和指導管理料，外来緩和ケア管理料，糖尿病透析予防指導管理料を除く） 投薬 注射 検査・病理診断	初・再診料 糖尿病合併症管理料 がん性疼痛緩和指導管理料 外来緩和ケア管理料 糖尿病透析予防指導管理料 在宅医療 処置 手術 麻酔 画像診断 リハビリ 精神科専門療法 放射線治療

■療養計画の説明について

本管理料は，服薬，運動，休養，栄養，喫煙及び飲酒等の生活習慣に関する総合的な治療管理を行う旨，患者に対して療養計画書（別紙様式9又はこれに準じた様式）により丁寧に説明を行い，患者の同意と署名を受ける必要があります。

生活習慣病管理指導料　療養計画書「別紙様式9（初回用）」

（別紙様式9）

生活習慣病　療養計画書　初回用　　（記入日：　　年　　月　　日）

- 患者氏名：　　　　　　（男・女）
- 生年月日：明・大・昭・平　　年　　月　　日生（　　才）
- 主病：□糖尿病　□高血圧症　□脂質異常症

ねらい：検査結果を理解できること・自分の生活上の問題点を抽出し、目標を設定できること

【検査項目】
- □身長（　　cm）
- □体重：現在（　　kg）→目標（　　kg）
- □BMI
- □腹囲：現在（　　cm）→目標（　　cm）
- □栄養状態（低栄養状態の恐れ　良好　肥満）
- □収縮期／拡張期血圧：現在（　　／　　mmHg）→目標（　　／　　mmHg）
- □尿　□心電図

【血液検査項目】（採血日　　月　　日）
- □血糖（□空腹時　□随時　□食後（　　時間）　　mg/dl）
- □HbA1c：現在（　　％）→目標（　　％）
- □総コレステロール（　　mg/
- □中性脂肪（
- □HDLコレステロール（
- □LDLコレステロール（
- □その他（

※別紙様式9の2（継続用）も同記載
※糖尿病患者はHbA1c記載必須
※高血圧症患者は血圧数値の記載必須

【①行動目標】：患者と相談した目標
- □食事の状況　□運動の状況　□たばこ　□その他の生活

【②行動目標】：患者と相談した目標

医師氏名　　　　　（印）

重点を置く領域と指導項目

□食事
- □食事摂取量を適正にする
- □野菜・きのこ・海藻など食物繊維の摂取を増やす
- □油を使った料理（揚げ物や炒め物等）の摂取を減らす
- □節酒：減らす（種類・量：　　を週　回）
- □間食：減らす（種類・量：　　を週　回）
- □食べ方：ゆっくり食べる・その他（
- □食塩・調味料を控える
- □外食の際の注意事項（
- □その他（
- □食事時間：朝食、昼食、夕食を規則正しくとる

担当者の氏名　　　（印）

□運動
- □運動処方：種類（ウォーキング・　　時間（30分以上・　）、頻度（ほぼ毎日・週　　日）
- □強度（息がはずむが会話が可能な強さor 脈拍　拍/分 or
- □日常生活の活動量増加（例：1日1万歩
- □運動時の注意事項など（

担当者の氏名　　　（印）

□たばこ
- □非喫煙者である
- □禁煙・節煙の有効性　□禁煙の実施方法等

□その他
- □仕事　□余暇　□睡眠の確保（質・量）　□減量
- □家庭での計測（歩数、体重、血圧、腹囲等）
- □その他（

担当者の氏名　　　（印）

【服薬指導】□処方なし　□薬の説明

担当者の氏名　　　（印）

【療養を行うにあたっての問題点】
【他の施設の利用状況について】
【特定健康診査の受診の有無】　□有　□無
【特定保健指導の利用の有無】　□有　□無
【保険者からの情報提供の求めに対する協力の同意】　□有　□無

※実施項目は、□にチェック、（　）内には具体的に記入
※担当者が同一の場合、すべての欄に署名する必要はない。

患者署名
医師氏名

①特定健診の受診有無
②特定保健指導利用の有無
③保険者からの情報提供の求めに対する協力の同意
→同意を得られている場合は必要な協力を行うこと

（ウォームハーツ資料）

第4章　診療報酬請求の各項目ポイント〈特掲診療料 ▶ 医学管理等〉

Q40 栄養食事指導料は医師が行った場合は,算定できない？

外来栄養食事指導料,集団栄養食事指導料のいずれも管理栄養士が指導すると規定されています。
医師は,管理栄養士へ患者さまの必要な熱量・熱量構成,蛋白質,脂質,その他の栄養素の量,病態に応じた食事の形態等に係る情報を必要に応じて,具体的に指示をします。

 解説

□管理栄養士は指示に基づき,患者さまごとの生活条件,嗜好を勘案した食事計画案等を必要に応じて交付し,指導をします。

POINT

- ◎具体的な献立表を示して指導する
- ◎個人指導の場合は初回は概ね30分以上,2回目以降は概ね20分以上とする
- ◎集団指導の場合は40分以上とする
  （ただし集団とは15人以下とする）

◎算定をする保険医療機関は原則屋内禁煙であること
◎診療録に管理栄養士への指示事項を記載すること

＜指導の対象となる特別食とは＞

腎臓食，肝臓食，糖尿食，胃潰瘍食，貧血食，膵臓食，脂質異常症食，痛風食，てんかん食，フェニールケトン尿症食，楓糖尿症食，ホモシスチン尿症食，ガラクトース血症食，治療乳，無菌食，小児食物アレルギー食〔9歳未満で検査によりアレルギーを持つことが判明している患者（集団栄養食事指導料は除く）〕，特別な場合の検査食（単なる流動食及び軟食を除く），心臓疾患及び妊娠高血圧症候群等の患者に対する減塩食，十二指腸潰瘍の患者に対する潰瘍食，侵襲の大きな消化管手術後の患者に対する潰瘍食，クローン病及び潰瘍性大腸炎等により腸管の機能が低下している患者に対する低残渣食，高度肥満症（肥満度＋40％以上又はBMIが30以上）の患者に対する治療食，高血圧症の患者に対する減塩食（塩分総量6g未満）

■管理栄養士の勤務体系

指導を行う管理栄養士（単なる栄養士は不可）は常勤である必要はなく，要件に適合した指導が行われていれば算定可能です。

■対象患者

医師が特別食が必要と認める場合か，外来栄養食事指導料は次のいずれかに該当する場合も対象となります。
・がん患者
・摂食機能または嚥下機能が低下した患者
・低栄養状態にある患者

■**外来栄養食事指導料の留意事項**

　同一の保険医療機関において診療を継続している場合は，他の疾病の治療食に係る外来栄養食事指導を実施しても，「初回」の指導料を算定できません。

　当該保険医療機関における診療の終了後，他の疾病の診療を開始し，外来栄養食事指導を実施した場合は，「初回」の指導料を新たに算定できます。複数の疾病の診療を行っている場合についても，同様にすべての診療の終了後であれば，「初回」の指導料を算定できます。

第4章 診療報酬請求の各項目ポイント〈特掲診療料 ▶ 医学管理等〉

Q41 ニコチン依存症の治療を中断した患者の再指導の算定は可能？

初回の算定日より起算して1年を超えた日からでなければ再度算定することはできません。

解説

□ニコチン依存症管理料は初回の管理料を算定した日から起算して12週間にわたり計5回の禁煙治療を行った場合に算定できます。

□また算定にあたり，施設基準に適合しているものとして届出が必要です。

POINT

- ◎医療機関の敷地内が禁煙であること
- ◎禁煙治療の経験を有する医師が1名以上勤務
- ◎禁煙治療に係る専任の看護師または准看護師を1名以上配置
- ◎呼気一酸化炭素濃度測定器を備えていること
- ◎過去1年間のニコチン依存症管理料の平均継続回数が2回以上であること（過去1年間にわたり当該管理料の算定がない場合は除外）
- ◎基準を満たさない場合は所定点数の70/100で算定

- 平均継続回数の実績は前年4月1日から当年3月31日までの1年間とし，当年7月1日より算定する。
- 過去1年間に当該管理料を算定している患者が5人以下の場合，当年3月に初回に治療を行った患者は，延べ算定回数及び初回の治療の算定回数に含めない。

＜対象患者＞
以下のすべてに該当する患者さまを対象とします
①ニコチン依存症に係るスクリーニングテスト（TDS）でニコチン依存症と診断されていること
②35歳以上の者については，1日の喫煙本数に喫煙年数を乗じて得た数が200以上であること
③直ちに禁煙することを希望している患者であって「禁煙治療のための標準手順書」に則った禁煙治療について説明を受け，当該治療を受けることを文書により同意していること

■禁煙プログラム

「禁煙治療のための標準手順書」は日本循環器学会，日本肺癌学会，日本癌学会及び日本呼吸器学会の承認を得たものに限ります。スクリーニングテストもFTQやFTNDは治療上の参考にすることは問題ありませんが，判定にはTDSを用いることとされています。

第4章　診療報酬請求の各項目ポイント〈特掲診療料 ▶ 医学管理等〉

Q42 維持期リハビリから介護リハビリへの移行を支援した場合の算定は？

維持期リハビリから介護リハビリへ移行した場合，介護保険リハビリテーション移行支援料500点が1回に限り算定できます。

□ 介護リハビリに移行するため，居宅介護支援事業者等のケアマネジャーや介護リハビリを提供する事業所の従事者と連携し，ケアプランの作成に協力する必要があります。

POINT

〈対象者〉

◎ 以下の維持期リハビリを受けている要介護・要支援の外来患者
- 180日超えて算定の脳血管リハビリ
- 120日超えて算定の廃用症候群リハビリ
- 150日超えて算定の運動器リハビリ

■運用と算定の留意事項

- 運用について

  ケアマネジャーより情報提供を受け，ケアプランの写しをカルテに添付する。介護リハビリを開始した日及び維持期リハビリを終了した日をレセプトに記載する。

- 算定について

  維持期のリハビリテーションと介護保険によるリハビリテーションを併用できる2月間は，介護保険リハビリテーション移行支援料を算定できない。
  <u>当該医療機関内</u>で維持期のリハビリテーションから介護保険によるリハビリテーションに移行した場合，当該支援料を算定できない。
  特別な関係の事業所に移行した場合は当該支援料を算定できる。

■移行先の介護リハビリの種類

- 訪問リハビリ
- 通所リハビリ
- 介護予防訪問リハビリ
- 介護予防通所リハビリ

第4章　診療報酬請求の各項目ポイント〈特掲診療料 ▶ 医学管理等〉

Q43 1人の患者に同一日に2か所の医療機関へ診療情報提供書を交付した場合の算定は？

紹介先保険医療機関ごとに患者さま1人につき月1回算定できます。2か所の医療機関であれば「診療情報提供料の点数×2」で算定できます。

解説

□医療機関以外に情報提供を行った場合にも算定できます。また，患者さまの症状によっては情報提供料に加算点数があります（**Q44**参照）。

POINT

◎ 医療機関ごとに月1回算定できる
◎ セカンドオピニオンを受けるための診療情報提供料は点数が異なる（患者さま1人につき・月1回のみ）

＜情報提供先施設と目的一覧＞

医療機関以外

情報提供先	目　　的
市町村 保健所 精神保健福祉センター 指定居宅介護支援事業者 地域包括支援センター 指定特定相談支援事業者 指定障害児相談支援事業者	保健福祉サービスのため
保険薬局	在宅患者訪問薬剤管理指導のため
精神障害者施設 介護老人保健施設（併設除く）	「入所もしくは通所している患者」の医療機関での診療に基づく情報の提供のため
介護老人保健施設（併設除く） 介護医療院	入所等のため

医療機関等

情報提供先	目　　的
認知症に関する専門の保険医療機関等	認知症の鑑別診断，治療方針の選定等のため

（**Q113**に詳細）

●診療情報提供書の紹介先医療機関名等の記載を明確にすることが通知されました。また，紹介元への返信については，算定はできません。

第4章 診療報酬請求の各項目ポイント〈特掲診療料 ▶ 医学管理等〉

診療情報提供書はどの医療機関に対しても同じ費用（点数）？

診療情報提供料の所定点数は250点で，医療機関によって異なることはありません。病態や専門の病院への紹介等，別途加算点数があります。

解 説

□ 退院患者，認知症，うつ病，肝炎インターフェロン外来，ハイリスク妊産婦，周術期口腔機能管理が必要な患者さま，連携医療機関から紹介の地域連携診療計画により受け入れた患者さまなどが加算の対象となります。

POINT

◎ 上記疾患の患者を専門の病院に紹介

◎ 診療情報提供料は認知症，うつ病は疑いでも可能

◎ 認知症専門医療機関紹介加算は認知症の疑い患者，認知症専門医療機関連携加算は認知症の確定患者が対象
  ➡ したがって，併算定不可

◎ 紹介先医療機関ごとに月1回算定可

125

<加算の詳細>

対象患者	詳　細
①ハイリスク妊婦紹介加算	ハイリスクの妊婦に対し共同管理料（Ⅰ）を届出ている医療機関から当該管理料（Ⅱ）を届出ている医療機関へ紹介する場合
②認知症専門医療機関紹介加算	認知症の疑いがあり、専門医療機関で鑑別診断等を行うため紹介する場合
③認知症専門医療機関連携加算	認知症として治療をしていた患者が急性増悪し、専門医療機関に紹介する場合
④精神科医療連携加算	うつ病等の精神障害の疑いがあり、診断治療を行うため他医精神科に紹介する場合
⑤肝炎インターフェロン治療連携加算	肝炎インターフェロン治療計画料を算定の医療機関が専門医療機関に診療の状況を示す文書を添えて紹介する場合
⑥歯科医療機関連携加算	歯科標榜保険医療機関に対して、口腔内の管理が必要であると判断した場合に、下記のア又はイにより情報提供を行った場合 ア）定められた悪性腫瘍手術や人工関節置換術等を行う際、手術前に歯科医師による周術期口腔機能管理が必要な場合 イ）在支診又は在支病の医師が訪問診療を行った栄養障害又は摂食機能障害を有する患者を在宅歯科医療を行う歯科標榜の医療機関に紹介する場合
⑦地域連携診療計画加算	連携する保険医療機関に対して、地域連携診療計画に基づく療養を提供するとともに、退院時の患者の状態や、在宅復帰後の患者の状況等を記した文書を、退院月又はその翌月までに提供した場合
⑧療養情報提供加算	保険医療機関が、患者の入院又は入所する保険医療機関、介護老人保健施設、介護医療院に、訪問看護ステーションからの療養情報を添付し、紹介する場合

● 診療情報提供書（紹介状）の交付時に，医事担当者に上記加算の対象者であるか伝達が必要です。また上記④は，紹介先の精神科に診察予約を行った場合に算定が可能となり，⑦は連携医療機関において退院支援加算の地域連携診療計画加算を算定している患者さまが対象です。なお，⑧は診療情報を提供した際，その旨を当該訪問看護ステーションに共有することが必要です。それぞれ①④⑤⑦⑧は患者の同意を，②③⑥は患者又はその家族等の同意を得なければなりません。

診療報酬請求の各項目ポイント〈特掲診療料 ▶ 医学管理等〉

薬剤情報提供料は内視鏡前の検査薬剤に対しての説明でも請求できる？

薬剤情報提供料は投薬治療として処方される薬剤（内服・屯服・外用）に対して情報提供する以外にも，検査薬等として処方される薬剤について，必要な内容の説明文書の情報提供が行われている場合は，算定可能です。

解説

□薬剤情報提供料は患者さまに処方した薬剤名，用法，用量，効能，効果，副作用及び相互作用に関する主な情報を文書で提供することが条件です。
　検査薬等に上記内容の文書の提供をし，説明を行った場合は算定できます。

POINT

◎検査薬等にも算定可能

◎複数の診療科で処方があっても1回のみの算定

◎薬剤情報を提供した旨をカルテに記載

<手帳記載加算>

手帳加算を算定する場合，次の項目に注意して下さい。
①手帳には処方した薬剤の名称，保険医療機関名，処方年月日を記載
②上記はシールでも可
　（ただしシールは必ず貼付すること。渡すだけでは不可）

■悪性腫瘍の患者への情報提供

　薬剤情報提供料の所定点数は「やむをえない理由」により薬剤名の提供ができない場合は，薬剤の形状（色，剤形等）でも算定できますが，手帳記載加算に関しては認められません。これは手帳記載が「複数受診における投薬の重複の防止」を目的としているため薬剤名が必要だからです。

第4章 診療報酬請求の各項目ポイント〈特掲診療料 ▶ 医学管理等〉

Q46 薬剤の変更等があった場合，新たな薬剤情報提供料の算定は可能？

処方の内容に変更があった場合は，その都度薬剤情報提供料の算定ができます。ただし，薬剤の処方日数のみの変更の場合は算定できません。

解説

□患者さまに，自分自身の服用している薬剤を知っていただき，健康管理することを目的としています。薬剤の変更や新しい薬剤の投与，服用量・服用方法等の変更があればその都度文書を発行し，算定ができます。

POINT

〈薬剤情報提供料が算定できる事例〉

① 何種類かの薬剤のうち，1種類でも変更した場合
② 1回目に内服薬を処方し，2回目に同じ内服薬と別に屯服薬を処方した場合
③ 効能は同じだが，カプセルから錠剤に変更した場合
④ 効能は同じだが，商品名の異なる薬を処方した場合
⑤ 同じ薬剤で投与目的（効能・効果）が異なる場合
⑥ 同じ薬剤で1回あたりの服用量を変更した場合

⑦外用薬の用法・用量を変更した場合
⑧3種類の内服薬を2種類に減らした場合
⑨3種類の外用薬を2種類に減らした場合
⑩月の初めに咽頭炎で内服薬を処方し治癒。その後，同月同じ疾病で同じ処方をした場合

第4章 診療報酬請求の各項目ポイント〈特掲診療料 ▶ 医学管理等〉

認知症サポート医と認知症治療に関する診療報酬とは？

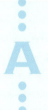

認知症治療に関する診療報酬は，「専門医療機関」との連携による診療情報提供書や指導料等，従来の項目に加え，平成30年改定では，「認知症サポート医」との連携による項目が新設されました。

解説

□ 高齢化が進む中，政府は認知症対策として，2012年9月「認知症施策推進5か年計画（オレンジプラン）」を公表，2015年1月に「新オレンジプラン」を策定し，関係府省庁が連携をし，認知症高齢者等の日常生活を支える取り組みを目的に認知症の情報拠点となる「認知症疾患医療センター」の設置を進めてきました。

□ 専門医療機関である「認知症疾患医療センター」と地域のかかりつけ医が連携し，早期の鑑別診断，家族の介護負担，不安への理解，専門医療機関への受診の際の情報共有，地域の認知症介護サービス諸機関との連携を期待しています。今改定では，地域における認知症患者の治療体制支援の一貫として，認知症サポート医に対する診療報酬も新設されました。

POINT

◎認知症鑑別可能医療機関の情報取得→紹介状に加算がある

◎①認知症疾患医療センター又は②認知症サポート医（図1）との連携

➡①又は②からの「療養計画（図2）」に基づく評価項目がある

◎上記項目は図3を参照

図1：地域における認知症サポート医の役割

かかりつけ医・サポート医が参画した地域における認知症高齢者支援体制

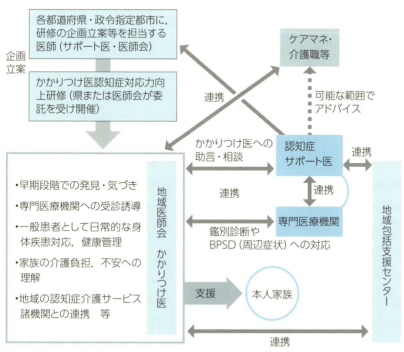

（厚生労働省：認知症サポート医・かかりつけ医 [http://www.mhlw.go.jp/topics/kaigo/dementia/d01.html]）

図2：認知症療養計画書（別紙様式32・32の2）

B005-7認知症専門診断管理料，B005-7-2認知症療養指導料

「別紙様式32」

（別紙様式32）

認知症療養計画書

説明日　　年　　月　　日

患者氏名	性別	年齢	生年月日

病名	
検査結果	
介護認定	申請予定・申請中　非該当・要支援（Ⅰ・Ⅱ）・要介護（Ⅰ・Ⅱ・Ⅲ・Ⅳ・Ⅴ）

Ⅰ．症状

認知障害（MMSE、HDS-R等）	
生活障害（IADL、ADL）	
行動・心理症状（DBD等）	
介護上特に問題となる症状	

Ⅱ．家族又は介護者による介護の状況

Ⅲ．治療計画

	短期計画	中期計画	長期計画
認知障害			
生活障害			
行動・心理症状			
総合			

Ⅳ．必要と考えられる医療連携や

Ⅴ．緊急時の対応方法・連絡先

Ⅵ．特記事項

担当医

本人又は家族又は介護者の署名

認知症疾患医療センター又は認知症サポート医が自ら計画診療の場合，使用可能な別紙様式32，別紙様式32の2

「別紙様式32の2」

新様式

（別紙様式32の2）

認知症療養計画書

ID番号　　　　患者氏名

生年月日＿＿年＿＿月＿＿日（年齢＿＿歳）

＿＿＿＿認知症疾患医療センター　説明医＿＿＿＿

説明年月日＿＿年＿＿月＿＿日

かかりつけ医へ伝達事項（注：認知症療養指導料3を算定する場合には、今後の療養指導に必要な事項として記載のこと）

●症状（認知機能障害／行動・心理症状）経過等，生活状況等

●身体合併症・身体機能障害，血液検査，神経画像検査，診断等

●要介護認定の状況　（※該当に○をつける）

未申請・申請中・非該当・要支援1・要支援2・要介護1・要介護2・要介護3・要介護4・要介護5

●現在の医療，介護等の社会支援サービス，その他

●今後の医療，必要とされる介護等の社会支援サービス，その他

本人・家族へ伝達事項

●診察結果（病状，身体合併症等）

●今後の生活上の留意点，その他

説明を受けた方（本人または家族・介護者等）の署名＿＿＿＿続柄（　　　）

図3：認知症治療の連携体制

認知症の早期の鑑別診断や専門医療等の評価

○認知症疾患医療センターにおいて，他の保険医療機関から紹介された患者に対して，認知症の鑑別診断を行った上で療養方針の決定等を行う場合の評価として認知症専門診断管理料1が設けられている。
○認知症疾患医療センターにおいて，認知症の症状が増悪した患者に対して，今後の療養計画の策定等を行った場合の評価として，認知症専門診断管理料2が設けられている。
○また，それぞれの紹介やその後の治療について，認知症療養指導料や診療情報提供料の加算が設けられている。

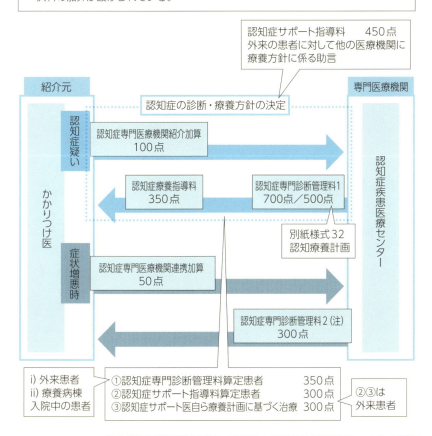

〔厚生労働省：個別事項（その4）．中医協総-1.2017年10月18日にウォームハーツ追記〕

【認知症治療に関する項目】

①認知症鑑別や増悪時の診療情報提供書（紹介状）の加算

＜認知症専門医療機関紹介加算＞　100点

　◎対象…認知症の疑いのある患者
　◎要件…専門医療機関[※1]での鑑別診断等の必要を認め，患者や家族の同意を頂いた上で，専門医療機関に紹介を行った場合に算定します。

　　※1 認知症疾患医療センター以外においても，下記の医療機関が該当します。認知症の鑑別診断，専門医療相談，合併症対応，医療情報提供等を行うとともに，かかりつけの医師や介護サービス等の調整を行う医療機関のこと。

＜認知症専門医療機関連携加算＞　50点

　◎対象…専門医療機関で認知症と診断された方のうち，症状増悪の患者
　◎要件…患者や家族の同意を頂いた上で，専門医療機関に紹介を行った場合に算定します。

②認知症疾患医療センターとかかりつけ医等の連携

＜認知症専門診断管理料＞

●認知症専門診断管理料1

　◎対象…他の保険医療機関から紹介された認知症疑いの患者
　◎算定…基幹型又は地域型 700点　連携型 500点（1人につき1回に限る）
　◎要件…認知症疾患医療センター（基幹型，地域型，連携型）において，患者や家族の同意を頂いた上で，認知症の鑑別診断を行い，療養方針を決定し，説明〔治療計画（図2 別紙様式32または別紙様式32の2等）を文書提供〕をし，紹介元の医療機関に文書にて報告を行った場合に算定します。

- 認知症専門診断管理料2
  - ◎算定…300点（1人につき3月に1回に限る）
  - ◎要件…認知症疾患医療センター（基幹型，地域型）において，認知症の症状が増悪した患者に対して，患者や家族の同意を頂いた上で，今後の療養計画等を説明（文書提供）し，紹介元の医療機関に文書にて報告を行った場合に算定します。

＜認知症療養指導料＞

- 認知症療養指導料1　　350点（6月限度，月1回に限る）
  - ◎対象…外来または療養病棟に入院中の認知症疾患医療センターで認知症と診断された患者
  - ◎要件…認知症疾患医療センターで作成された認知症計画に基づき，定期的な評価[※2]を行った場合に算定します。
- 認知症療養指導料2　　300点（6月限度，月1回に限る）
  - ◎対象…外来の認知症の患者で，病状悪化や介護負担の増大等が生じ，認知症サポート医の助言が必要な方
  - ◎要件…認知症サポート医に紹介をした後，認知症サポート医の助言の下作成した療養計画に基づき，定期的な評価を行った場合に算定します（ただし，当該認知症サポート医が，認知症サポート診断料を算定していることが明らかな場合に限ります）。
- 認知症療養指導料3　　300点（6月限度，月1回に限る）
  - ◎対象…外来で新たに認知症と診断された患者又は認知症の患者で，病状悪化や介護負担の増大等が生じた方
  - ◎要件…認知症サポート医が，認知症療養計画（図2別紙様式32または別紙様式32の2等）を作成した上で，定期的な評価を行った場合に算定します。

※2 認知症療養計画に基づき行う評価で，以下のものがあります。
- 症状の定期的な評価
認知機能（MMSE，HDS-R等），生活機能（ADL，IADL等），
行動・心理症状〔（NPI，DBD等）等〕，
家族又は介護者等による介護の状況〔介護負担度の評価（NPI等）〕

- 抗認知症薬等の効果や副作用の有無等の定期的な評価
  行った評価については，診療録にその要点を記載し，療養指導を行います。

＜認知症サポート指導料＞

◎対象…他の保険医療機関から紹介された認知症患者

◎算定… 450点（6月に1回に限る）

◎要件…認知症サポート医が，患者または家族の同意を得た上で，患者または家族に対して文書を用いて療養上の指導を行うとともに，今後の療養方針について，紹介を受けた保険医療機関に文書で助言を行った場合に算定します。

【参考】認知症診断に関連する検査の算定について

⑤認知症関連

検査

●通知の変更

D285　認知機能検査その他の心理検査
1　操作が容易なもの　　　　　　　　80点
2　操作が複雑なもの　　　　　　　　280点
3　操作と処理が極めて複雑なもの　　450点

検査及び結果処理
「1」概ね40分以上
「2」概ね1時間以上
「3」1時間30分以上

「1」に追加
M-CHAT，STAI-C 状態・特性不安検査（児童用），DSRS-C，長谷川式知能評価スケール，MMSE，前頭葉評価バッテリー，ストループテスト及びMoCA-J

「3」に追加
発達障害の要支援度評価尺度（MSPA）
親面接式自閉症スペクトラム症評定尺度改訂版（PARS-TR）及び
子ども版解離評価表

現行基本診療に含まれ算定不可
4月より検査料として可能

第4章 診療報酬請求の各項目ポイント〈特掲診療料 ▶ 在宅医療〉

往診と訪問診療の違いは？

定期的に訪問するか，臨時で訪問するかの違いがあります。往診とは，患家の求めに応じて訪問する場合を示し，訪問診療とは定期的に患家を訪問し診療を行う場合を示します。

解説

□往診とは，患者さま又は家族や看護等に当たる者から，電話等で直接往診を求め，医師が往診の必要性を認め，患家に赴き診察を行う旨であり，あらためて，平成30年度診療報酬改定で明記されました。また，緊急に行う往診の算定定義も示されました。

POINT

◎ 往診と訪問診療では点数のしくみが異なる
◎ 在宅療養支援診療所・支援病院は点数のしくみが異なる
◎ 往診料は診察料及び外来管理加算を算定できる
◎ 訪問診療には診察料が含まれ別に算定できない
◎ 訪問診療は通院が困難な者に対して行える。患者さま，または家族に同意書を頂き，診療録に添付が必要

＜往診料の所定点数と加算＞

	一般医療機関	在宅療養支援診療所・支援病院	機能を強化した在宅療養支援診療所・支援病院	
			病床を有する	病床を有しない
緊急加算	325点	650点	850点	750点
夜間・休日加算	650点	1,300点	1,700点	1,500点
深夜加算	1,300点	2,300点	2,700点	2,500点
診療時間1時間超	100点	100点	100点	100点
死亡診断加算	200点	200点	200点	200点
在宅緩和ケア充実診療所・病院加算（要届出）			100点	100点
在宅療養実績加算（要届出） 1		75点		
在宅療養実績加算（要届出） 2		50点		

在宅療養支援診療所・支援病院届出の場合，点数が高点になります。**Q49**では在宅療養支援診療所・支援病院の届出について解説します。

● 緊急，夜間・休日，深夜の加算

　以下の緊急，夜間・休日，深夜加算は規定の時間帯の場合に算定できます。

緊急とは…

　標榜時間内に緊急で行う往診を指します。(例) 概ね午前8時〜午後1時まで

①往診の結果，急性心筋梗塞，脳血管障害，急性腹症など，速やかに往診しなければならない状態が予想される場合

②訪問診療を現在行っており，医学的に終末期と考えられる場合

夜間とは…

　午後6時〜午前8時（深夜を除く）

休日とは…

　日曜日及び国民の祝日，1月2日～3日，12月29日～31日

深夜とは…

　午後10時～午前6時

● 診療時間が1時間を超えた場合

　30分または端数ごとに100点の加算ができます。

　（例）往診1時間35分とする

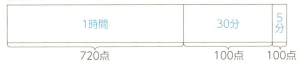

● 在宅緩和ケア充実診療所・病院加算とは

　在宅療養支援診療所・支援病院（機能強化型）であって，過去1年間の緊急往診の実績を15件以上かつ在宅での看取りの実績を20件以上有することや，末期の悪性腫瘍等の患者さまであって，鎮痛剤の経口投与では疼痛が改善しないものに，患者さまが自ら注射によりオピオイド系鎮痛薬の注入を行う鎮痛療法を実施した実績を過去1年間に2件以上有すること等の施設基準をクリアし，届出を行った場合に算定できます。

● 在宅療養実績加算「1」「2」とは

　在宅療養支援診療所・支援病院（機能強化型以外）であって，「1」は過去1年間の緊急往診10件以上かつ在宅における看取りが4件以上，「2」は緊急往診が年4回以上で看取りが年2件以上の実績をクリアし，届出を行った場合に算定できます。往診料とは別に初診料または再診料や外来管理加算が算定できます。

＜在宅患者訪問診療料の所定点数と加算＞

2018年度の改定で訪問診療料の所定点数と加算は以下のように再編されました。

C001	在宅患者訪問診療料（Ⅰ）			・1日につき（原則週3回限度） ・訪問日の診療時間（開始，終了時刻） 診療場所，人数等を記録 診療報酬請求書に添付 ・訪問診療について，患者の同意を得る
	在宅患者訪問診療料1			
		イ 同一建物居住者以外の場合	833点	
		ロ 同一建物居住者の場合	203点	
	在宅患者訪問診療料2【新設】 ・他医療機関の依頼を受けて訪問診療した場合			・神経難病等を除き6月，月1回限度 ・再度依頼があれば6月延長可 ・月2回目以降は往診料算定可
		イ 同一建物居住者以外の場合	830点	
		ロ 同一建物居住者の場合	178点	
	乳幼児加算・幼児加算（6歳未満）		400点	
	患家診療時間加算 （1時間を超え30分又はその端数を増すごと）		100点	
在宅患者訪問診療料1に限る	看取り加算		3,000点	
	死亡診断加算		200点	・看取り加算との併算定不可
	在宅ターミナルケア加算			
		(1) 支援診・支援病（機能強化型）		
		①病床を有する場合	6,500点	
		②病床を有しない場合	5,500点	
		在宅緩和ケア充実診療所・病院加算	1,000点	
		(2) 支援診・支援病（機能強化型以外）	4,500点	・死亡日及び死亡日前14日以内の15日間に往診又は訪問診療（在宅患者訪問診療料1に限る）を2回以上実施した場合に加算
		在宅療養実績加算1	750点	
		在宅療養実績加算2	500点	
		(3) 支援診・支援病以外	3,500点	
	酸素療法加算【新設】		2,000点	悪性腫瘍患者の死亡月に限る

C001-2	在宅患者訪問診療料（Ⅱ）併設する介護施設等の入居者の場合	144点	・イの場合（原則週3回） ・ロの場合（原則訪問診療開始月から6月を限度・月1回）※
	乳幼児加算・幼児加算（6歳未満）	400点	
	患家診療時間加算（1時間を超え30分又はその端数を増すごと）	100点	
	看取り加算	3,000点	
	死亡診断加算	200点	・看取り加算との併算定不可
	在宅ターミナルケア加算		
	イ　支援診・支援病（機能強化型）		
	（1）病床を有する場合	6,200点	
	（2）病床を有しない場合	5,200点	
	在宅緩和ケア充実診療所・病院加算	1,000点	・死亡日及び死亡日前14日以内の15日間に往診又は訪問診療（在宅患者訪問診療料Ⅱのイ）を2回以上実施した場合に加算
	ロ　支援診・支援病（機能強化型以外）	4,200点	
	在宅療養実績加算1	750点	
	在宅療養実績加算2	500点	
	ハ　支援診・支援病以外	3,200点	
	酸素療法加算【新設】	2,000点	悪性腫瘍患者の死亡月に限る

※イ）C002又はC002-2の要件を満たす保険医療機関で定期的に訪問して診療を行った場合
　ロ）C002, C002-2又はC003の要件を満たす他の保険医療機関の求めに応じ, 他の保険医療機関から紹介された患者に訪問して診療を行った場合

【参考】

厚生労働省の「人生最終段階における医療の決定プロセスに関するガイドライン」の趣旨に沿って，看取りを行うこととされました。

在宅患者訪問診療料のターミナルケア加算，がん末期医療総合診療料の算定要件追加

厚生労働省「人生の最終段階における医療の決定プロセスに関するガイドライン」等の内容を踏まえ，患者本人及びその家族等と話し合いを行い，患者本人の意思決定を基本に，他の関係者との連携の上，対応をすること。

「人生の最終段階における医療の決定プロセスに関するガイドライン」とは？

人生の最終段階を迎えた患者や家族と，医師をはじめとする医療従事者が，患者にとって最善の医療とケアを作り上げるためのプロセスを示すガイドラインです。

人生の最終段階における医療とケアのあり方

① 医師など医療従事者から適切な情報の提供と説明がなされ，それに基づいて患者が医療従事者と話し合いを行い，患者本人による決定を基本とした上で，人生の最終段階における医療を進めることが最も重要な原則である。

② 「人生の最終段階における医療」における医療行為の開始・不開始，医療内容の変更，医療行為の中止などは，多専門職種の医療従事者から構成される医療・ケアチームによって，医学的妥当性と適切性をもとに慎重に判断すべきである。

③ 医療・ケアチームにより可能な限り痛みやその他の不快な症状を十分に緩和し，患者や家族の精神的・社会的な援助も含めた総合的な医療とケアを行うことが必要である。

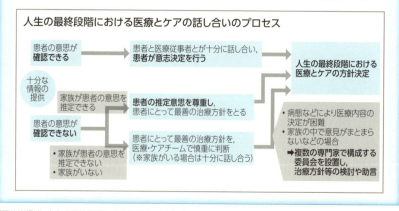

〔厚生労働省：人生の最終段階における医療の決定プロセスに関するガイドライン，ガイドライン（解説編）．
[http://www.mhlw.go.jp/stf/seisakunitsuite/bunya/kenkou_iryou/iryou/saisyu_iryou/index.html].
「人生の最終段階における医療の決定プロセスに関するガイドライン」における最近の動向．
[http://www.mhlw.go.jp/file/05-Shingikai-10801000-Iseikyoku-Soumuka/0000189050.pdf]より作成〕

在宅患者訪問診療料

ここでは，算定頻度が高い在宅患者訪問診療料（Ⅰ）について解説します。

＜算定のポイント＞
1.在宅患者訪問診療料（Ⅰ）1

① 同一建物居住者であっても，医師が同一日に一人しか診療しない場合は，同一建物以外の点数（833点）を算定する。

② 同一建物の複数訪問であっても，下記の患者については患者数としてカウントを行わない。ただし，在宅時医学総合管理料と施設入居時等医学総合管理料を算定する場合は患者数としてカウントする。
　1）往診を実施した患者
　2）末期の悪性腫瘍患者と診断された後，訪問診療を行い始めた日から60日以内の間
　3）死亡日からさかのぼって30日以内の患者

診療録 ― 全患者に必要

① 訪問診療を行った日における当該医師の在宅患者
　・診療日
　・診療時間　開始時刻と終了時刻　｝等について記録
　・診療場所
② 訪問診療が必要な理由を記載

診療報酬明細書

「在宅患者訪問診療料」の「同一建物居住者の場合」を算定する場合は，別紙様式14を，診療報酬明細書に添付または同様の内容を症状詳記に記載とされていたが，2018年度の改定で廃止された。

2.在宅患者訪問診療料（Ⅰ）2

患者が主治医の専門外の疾患を併発して他医療機関に訪問診療を依頼した場合に他医療機関が算定するものです。具体的な例は以下のとおりです。

内科医が主治医で在宅時医学総合管理料を算定している患者が褥瘡を併発したような場合です。このときに主治医が皮膚科医院の医師に訪問診療を依頼して，皮膚科の医師が在宅患者訪問診療料（Ⅰ）2の点数を算定します。

「同一建物居住者」の在宅患者訪問診療料（Ⅰ）1と在宅時医学総合管理料の算定（月2回以上訪問）

患者A（以下の②に該当）
　①往診を実施した患者
　②末期がんの診断後，訪問診療を始めて60日以内の患者
　③死亡日からさかのぼって30日以内の患者

同一建物の訪問診療時の在宅患者訪問診療料

患者A（833点）

患者A（833点）
患者B（833点）

患者A
在宅時医学総合管理料
　②の患者は「別に厚生労働大臣が定めた疾患等」に該当（次ページ参照）
「月2回以上訪問診療」
「別に厚生労働大臣が定める状態」の
「単一建物診療患者が1人の場合」を算定

患者A，Bとも
在宅時医学総合管理料
「月2回以上訪問診療」
「単一建物診療患者が
2人以上9人以下の場合」を算定

- 在宅医学管理を行う患者が当該建築物の戸数の10％以下か戸数が20戸未満の建築物で在宅医学管理を行う患者が2人以下の場合は，それぞれ「1人の場合」として算定できる。

- ●「同一建物居住者」と「単一建物診療患者」とは
  - 同一建物居住者

    在宅で療養を行っている患者と同一の建物に居住する他の患者に対して、当該保険医療機関が同一日に訪問診療を行う場合の当該患者を指す。

  - 単一建物診療患者

    当該患者が居住する建築物に居住する者のうち、当該保険医療機関が訪問診療を実施し、医学管理を行っているものを指す。

- ●在宅患者訪問診療料に含まれる点数は

  再診料（外来管理加算も含む），外来診療料，往診料は算定できません。
  また，初診料算定時には当該点数は算定できません。

■算定回数の上限

基本的には週3回を上限とします。ただし、急性増悪、終末期等の場合は同月に1回に限り連続14日を上限として算定できます。

また、厚生労働大臣が定めた疾患の患者さまは例外として算定回数の上限はありません。

- •厚生労働大臣が定めた疾患等（別表7）

  末期の悪性腫瘍・多発性硬化症・重症筋無力症・スモン・筋萎縮性側索硬化症・脊髄小脳変性症・ハンチントン病・進行性筋ジストロフィー症・パーキンソン病関連疾患〔進行性核上性麻痺，大脳皮質基底核変性症，パーキンソン病（ホーエン・ヤールの重症度分類がステージ3以上であって生活機能障害度がⅡ度又はⅢ度のものに限る。）〕・多系統萎縮症（線条体黒質変性症，オリーブ橋小脳萎縮症及びシャイ・ドレーガー症候群）・プリオン病・亜急性硬化性全脳炎・ライソゾーム病・副腎白質ジストロフィー・脊髄性筋萎縮症・球脊髄性筋萎縮症・慢性炎症性脱髄性多発神経炎・後天性免疫不全症候群・頸髄損傷・人工呼吸器を使用している状態

＜在宅患者診療・指導料について＞

●「在宅医療」第1節に掲げられる以下の項目は同一日に重複して算定することができません。

特に訪問診療と訪問看護などが同一日に重なることが想定されますので，患者さまに関わる訪問看護ステーション等との連携が必要となります。

区分	担当	名　称
C000 C001 C001-2	医師	往診料 在宅患者訪問診療料（Ⅰ） 在宅患者訪問診療料（Ⅱ）
C005 C005-1-2 I012※	看護師等	在宅患者訪問看護・指導料 同一建物居住者訪問看護・指導料 精神科訪問看護・指導料
C006	理学療法士等	在宅患者訪問リハビリテーション指導管理料
C008	薬剤師	在宅患者訪問薬剤管理指導料
C009	管理栄養士	在宅患者訪問栄養食事指導料

※第8部「精神科専門療法」第1節

診療報酬請求の各項目ポイント〈特掲診療料 ▶ 在宅医療〉

Q49 在宅療養支援診療所・支援病院の届出を行うとは？

主に緊急時の連絡体制及び24時間往診できる体制等を確保している診療所が施設基準を満たす旨を，地方厚生局長等に届出を行えば「在宅療養支援診療所・支援病院」として点数を算定できます。

□緊急時の連絡体制は医師に限らず，看護職員等でも可能です。また往診や訪問看護についても連携医療機関の医師や，連携訪問看護ステーションの看護師などが訪問する体制でも構いません。その場合は届出書類に連携先の医療機関名や担当者を記載して地方厚生局長等に届出をします。

POINT

- ◎24時間連絡がとれる体制であること
- ◎24時間往診ができる体制であること
- ◎24時間訪問看護ができる体制であること
- ◎緊急往診や看取りの実績に応じて機能強化型や在宅療養実績加算の届出ができる
- ◎在宅医療専門の診療所であって，在宅患者割合が95％以上の場合の減算がある（平成29年4月1日から）

<届出の概要>

1. 24時間連絡を受ける医師又は看護職員をあらかじめ指定し，その連絡先を文書で患家に提供していること。
2. 当該診療所の医師又は別の保険医療機関の医師との連携により24時間往診が可能な体制を確保していること。
3. 当該診療所の医師の指示により24時間訪問看護ができる体制であること。
4. 緊急時に入院できる病床を常に確保し，受入医療機関の名称等を地方厚生局長等に届出を行うこと。
5. 年に1回，在宅看取り数等を地方厚生局長等に報告していること。

●報告は様式11の3を使用します。

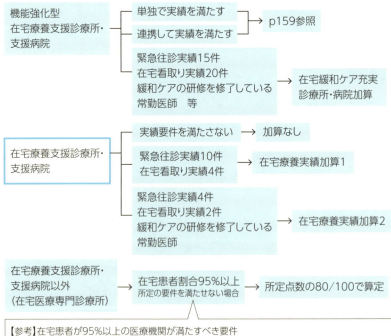

☐ 機能強化型在宅療養支援診療所・支援病院（単独型）

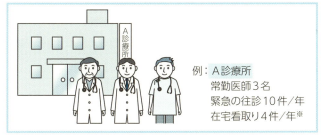

例：A診療所
常勤医師3名
緊急の往診10件／年
在宅看取り4件／年※

☐ 機能強化型在宅療養支援診療所・支援病院（連携型）

在宅療養支援連携体制の例①

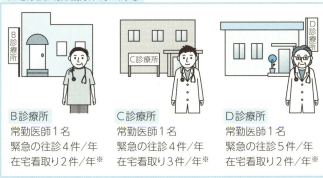

B診療所
常勤医師1名
緊急の往診4件／年
在宅看取り2件／年※

C診療所
常勤医師1名
緊急の往診4件／年
在宅看取り3件／年※

D診療所
常勤医師1名
緊急の往診5件／年
在宅看取り2件／年※

在宅療養支援連携体制の例②

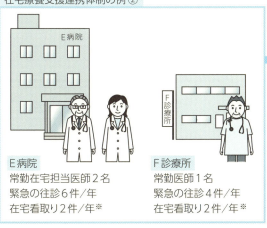

E病院
常勤在宅担当医師2名
緊急の往診6件／年
在宅看取り2件／年※

F診療所
常勤医師1名
緊急の往診4件／年
在宅看取り2件／年※

例①，例②ともに，全体で機能強化型在宅療養支援診療所・支援病院の施設基準を満たし，かつそれぞれの医療機関も緊急の往診，在宅看取り実績を満たしている

※在宅看取り実績または15歳未満の超重症児及び準超重症児の在宅医療の実績

第4章　診療報酬請求の各項目ポイント〈特掲診療料 ▶ 在宅医療〉

Q50 在宅療養支援診療所・支援病院届出医療機関の算定点数が異なる項目は？

一般医療機関より高点数の項目があります。在宅療養支援診療所の場合，機能強化型届出の可否でも点数が異なります。

□在宅医療の項目では，往診料，訪問診療料のターミナル・ケア加算，在宅時医学総合管理料，施設入居時等医学総合管理料等，施設基準届出により，点数が異なります（**Q48**と次ページを参照）。在宅を担う医療機関の実績を評価したものです。

POINT
◎在宅療養支援診療所・支援病院の届出を行っていること
◎在宅療養支援診療所・支援病院と連携している医療機関でも算定可能

152

＜在宅時医学総合管理料と施設入居時等医学総合管理料の所定点数＞

名　称	一般医療機関	在宅療養支援診療所・支援病院	機能を強化した在宅療養支援診療所・支援病院 病床を有する	機能を強化した在宅療養支援診療所・支援病院 病床を有しない
往診料の緊急・夜間・休日・深夜加算	Q48参照			
在宅患者訪問診療料 （在宅ターミナルケア加算）				
在宅時医学総合管理料 (1) 厚生労働大臣が定める状態の患者に対し月2回以上の訪問診療				
①単一建物診療患者が1人の場合	3,450点	4,600点	5,400点	5,000点
②単一建物診療患者が2人以上9人以下の場合	2,835点	3,780点	4,500点	4,140点
③①及び②以外の場合	1,800点	2,400点	2,880点	2,640点
(2) 月2回以上の訪問診療〔(1)は除く〕				
①単一建物診療患者が1人の場合	2,750点	3,700点	4,500点	4,100点
②単一建物診療患者が2人以上9人以下の場合	1,475点	2,000点	2,400点	2,200点
③①及び②以外の場合	750点	1,000点	1,200点	1,100点
(3) 月1回の訪問診療				
①単一建物診療患者が1人の場合	1,760点	2,300点	2,760点	2,520点
②単一建物診療患者が2人以上9人以下の場合	995点	1,280点	1,500点	1,380点
③①及び②以外の場合	560点	680点	780点	720点
施設入居時等医学総合管理料 (1) 厚生労働大臣が定める状態の患者に対し月2回以上の訪問診療				
①単一建物診療患者が1人の場合	2,450点	3,300点	3,900点	3,600点
②単一建物診療患者が2人以上9人以下の場合	2,025点	2,700点	3,240点	2,970点
③①及び②以外の場合	1,800点	2,400点	2,880点	2,640点
(2) 月2回以上の訪問診療〔(1)は除く〕				
①単一建物診療患者が1人の場合	1,950点	2,600点	3,200点	2,900点
②単一建物診療患者が2人以上9人以下の場合	1,025点	1,400点	1,700点	1,550点
③①及び②以外の場合	750点	1,000点	1,200点	1,100点
(3) 月1回の訪問診療				
①単一建物診療患者が1人の場合	1,280点	1,640点	1,980点	1,800点
②単一建物診療患者が2人以上9人以下の場合	725点	920点	1,080点	990点
③①及び②以外の場合	560点	680点	780点	720点

第4章　診療報酬請求の各項目ポイント　〈特掲診療料▶在宅医療〉

第4章　診療報酬請求の各項目ポイント〈特掲診療料 ▶ 在宅医療〉

Q51 在宅時医学総合管理料（在医総管）とは？ 施設入居時等医学総合管理料（施医総管）とは？

在宅療養で通院困難な者に対し医師が患者さまの同意を得て，計画的な医学管理のもとで定期的に訪問して診療（訪問診療）を行った場合に算定できます。

□平成28年診療報酬改定により，以下のようになっています。
- 月1回の訪問診療を行った患者さまにも算定できるようになりました。
- 訪問回数や患者さまの住居や状態によって点数がわけられています。
- 処方箋交付の場合とそれ以外の区分がなくなり，院外処方箋を交付しない場合の加算点数が設定されています。

POINT
- ◎機能強化型在宅療養支援診療所（在支診）および在宅療養支援病院（在支病）
- ◎機能強化型以外の在支診および在支病
- ◎その他の医療機関で算定がわかれる（p160，161の表参照）

◎月2回訪問で末期の悪性腫瘍や指定難病等の厚生労働大臣が定める状態の患者とそれ以外で算定がわかれ，単一建物診療患者の人数でも算定がわかれる
◎処方箋を交付しない場合は加算が算定可能
◎退院後に訪問診療を開始し，在医総管を算定した患者については，算定月から3か月間，在宅移行早期加算の算定が可能
　➡退院情報を共有し，請求漏れに留意する
◎規定の患者に月4回以上の訪問診療が行われた場合，頻回訪問加算の算定ができる
◎他の保険医療機関との連携に常時往診可能の体制確保をした場合，継続診療加算の算定ができる
◎別に規定する患者に対して訪問診療を行った場合，包括的支援加算の算定ができる
◎算定対象者が入居又は入所する施設と特別な関係（同法人等）の保険医療機関においても算定可能
◎同一月に算定できない項目あり

在宅時医学総合管理料及び施設入居時等医学総合管理料における留意点

1) 施設基準…自院の施設基準の確認（①機能強化型、②在支診，在支病，③その他等）
2) 患者の居住状態…施設入居者対象に該当か否か[※1]
3) 患者の状態…別に厚生労働大臣が定める状態の患者か否かの確認[※2]
4) 訪問回数…1月の中での訪問回数を計画（①月1回、②月2回以上）
5) 単一（同一建物）…1月の訪問診療時において診療した患者数（①1名、②2〜9名、③それ以外）

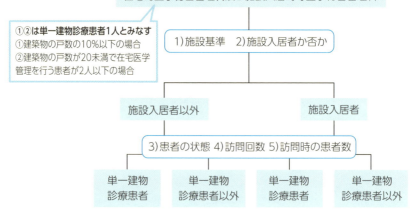

※1 施設入居者における対象施設
① 養護老人ホーム　　② 軽費老人ホーム
③ 特別養護老人ホーム
④ 有料老人ホーム　　⑤ サービス付き高齢者向け住宅
⑥ 認知症グループホーム

ユニットごとに施設総管を行った人数を単一建物診療患者の人数カウントとする

※2 別に厚生労働大臣が定める状態の患者（別表8の2）
1. 以下の疾病等に罹患している状態
   末期の悪性腫瘍，スモン，難病の患者に対する医療等に関する法律に規定する指定難病，後天性免疫不全症候群，脊髄損傷，真皮を超える褥瘡
2. 以下の処置等を実施している状態
   人工呼吸器の使用，気管切開の管理，気管カニューレの使用，ドレーンチューブ又は留置カテーテルの使用，人工肛門・人工膀胱の管理，在宅自己腹膜灌流の実施，在宅血液透析の実施，酸素療法の実施，在宅中心静脈栄養法の実施，在宅成分栄養経管栄養法の実施，在宅自己導尿の実施，植込型脳・脊髄電気刺激装置による疼痛管理，携帯型精密輸液ポンプによるプロスタグランジンI_2製剤の投与

＜在医総管と施医総管の所定点数に伴う加算について＞

[1] 処方箋を交付しない場合… 300点（月1回）

訪問診療時に処方箋を交付しなかった場合に算定ができる。ただし，同一月に処方箋交付の有無が混在する場合は算定できない。処方が行われない月は算定は不可。

[2] 在宅移行早期加算… 100点（月1回，3か月に限り）

退院後に在宅において療養を始めた患者さまに，訪問診療を行う場合に算定。原則退院から1年が経過した患者さまには算定できないが，すでに算定した後に再入院しその後退院した場合は算定ができる。

[3] 頻回訪問加算… 600点（1回に限り）

下記に掲げる患者さまに対して，月4回以上の往診または訪問診療を行った場合に算定ができる。

1. 末期の悪性腫瘍の患者（在宅がん医療総合診療料を算定している患者を除く。）
2. (1)であって，(2)又は(3)の状態である患者
(1)　在宅自己腹膜灌流指導管理
　　　在宅血液透析指導管理
　　　在宅酸素療法指導管理
　　　在宅中心静脈栄養法指導管理
　　　在宅成分栄養経管栄養法指導管理
　　　在宅人工呼吸指導管理
　　　在宅悪性腫瘍等患者指導管理
　　　在宅自己疼痛管理指導管理
　　　在宅肺高血圧症患者指導管理
　　　在宅気管切開患者指導管理　を受けている状態にある者
(2)　ドレーンチューブ又は留置カテーテルを使用している状態
(3)　人工肛門又は人工膀胱を設置している状態
3. 在宅での療養を行っている患者であって，高度な指導管理を必要とするもの〔(1)の管理を2つ以上行っている場合〕

157

［4］継続診療加算… 216点（月1回）

［5］包括的支援加算… 150点（月1回）

　　次の表に掲げる別表8の3の患者について算定ができる（ただし，月2回の訪問診療かつ別表8の2の患者を除く）。

［6］本点数と同一月に行った以下の点数は算定できない。

B000	特定疾患療養管理料
B001「4」	小児特定疾患カウンセリング料
B001「5」	小児科療養指導料
B001「6」	てんかん指導料
B001「7」	難病外来指導管理料
B001「8」	皮膚科特定疾患指導管理料
B001「18」	小児悪性腫瘍患者指導管理料
B001「27」	糖尿病透析予防指導管理料
B001-3	生活習慣病管理料
C007注3	衛生材料等提供加算
C109	在宅寝たきり患者処置指導管理料
I012-2注3	衛生材料等提供加算
J000	創傷処置
J001-7	爪甲除去
J001-8	穿刺排膿後薬液注入
J018	喀痰吸引
J018-3	干渉低周波去痰器による喀痰排出
J043-3	ストーマ処置
J053	皮膚科軟膏処置
J060	膀胱洗浄
J060-2	後部尿道洗浄
J063	留置カテーテル設置
J064	導尿
J118	介達牽引
J118-2	矯正固定
J118-3	変形機械矯正術
J119	消炎鎮痛等処置
J119-2	腰部又は胸部固定帯固定
J119-3	低出力レーザー照射
J119-4	肛門処置
J120	鼻腔栄養
区分20	投薬料

<機能強化型在支診・在支病の施設基準>

1. 従前の在支診・在支病の要件に以下を追加する。
   ① 所属する常勤医師3名以上
   ② 過去1年間の緊急の往診実績10件以上
   ③ 過去1年間の看取り実績4件以上又は，15歳未満の超重症児及び準超重症児に対する在宅医療の実績を4件以上

   なお看取り実績には，自院または連携医療機関に入院後7日以内に死亡した場合も含まれる。

2. 複数の医療機関が連携して「1」の要件を満たすことも可とするが，連携する場合は，以下の要件を満たすこと。

● 連携する各医療機関が過去1年間の在宅における看取りの実績を4件以上有し，かつ，当該診療所において2件以上又は，15歳未満の超重症児及び準超重症児に対する在宅医療の実績を2件以上有すること。

   イ．患者からの緊急時の連絡先の一元化を行う
   ロ．患者の診療情報の共有を図るため，連携医療機関間で月1回以上の定期的なカンファレンスを実施
   ハ．連携する医療機関数は10未満
   ニ．病院が連携に入る場合は200床未満の病院に限る

【在宅時医学総合管理料と施設入居時医学総合管理料の点数の比較】
「別に厚生労働大臣が定める状態の患者」かつ「訪問診療2回以上」

C002　在宅時医学総合管理料

1　強化型支援診・病院

患者状態・診療回数	単一建物居住者	病床有	病床無
別に厚生労働大臣が定める状態の患者 月2回以上の訪問診療※	1人	5,400点	5,000点
	2～9人	4,500点	4,140点
	10人以上	2,880点	2,640点

2　在支診・在支病

患者状態・診療回数	単一建物居住者	
別に厚生労働大臣が定める状態の患者 月2回以上の訪問診療※	1人	4,600点
	2～9人	3,780点
	10人以上	2,400点

3　在支診以外の医療機関

患者状態・診療回数	単一建物居住者	
別に厚生労働大臣が定める状態の患者 月2回以上の訪問診療※	1人	3,450点
	2～9人	2,835点
	10人以上	1,800点

継続診療加算（「3」の診療所のみ）【新設】	216点

C002-2　施設入居時医学総合管理料

1　強化型支援診・病院

患者状態・診療回数	単一建物居住者	病床有	病床無
別に厚生労働大臣が定める状態の患者 月2回以上の訪問診療※	1人	3,900点	3,600点
	2～9人	3,240点	2,970点
	10人以上	2,880点	2,640点

2　在支診・在支病

患者状態・診療回数	単一建物居住者	
別に厚生労働大臣が定める状態の患者 月2回以上の訪問診療※	1人	3,300点
	2～9人	2,700点
	10人以上	2,400点

3　在支診以外の医療機関

患者状態・診療回数	単一建物居住者	
別に厚生労働大臣が定める状態の患者 月2回以上の訪問診療※	1人	2,450点
	2～9人	2,025点
	10人以上	1,800点

継続診療加算（「3」の診療所のみ）【新設】	216点

※別表8の2：在医総管，施設総管の「別に厚生労働大臣が定める状態の患者」

　一　次に掲げる疾患に罹患している患者
　　　末期の悪性腫瘍，スモン，後天性免疫不全症候群，脊髄損傷，真皮を越える褥瘡
　　　難病の患者に対する医療等に関する法律第五条第一項に規定する指定難病
　二　次に掲げる状態の患者
　　　在宅自己連続携行式腹膜灌流を行っている状態，在宅人工呼吸を行っている状態
　　　在宅血液透析を行っている状態，在宅酸素療法を行っている状態，在宅中心静脈栄養法を行っている状態
　　　在宅成分栄養経管栄養法を行っている状態，在宅自己導尿を行っている状態
　　　植込型脳・脊髄刺激装置による疼痛管理を行っている状態，気管カニューレを使用している状態
　　　肺高血圧症であって，プロスタグランジンI_2製剤を投与されている状態，気管切開を行っている状態
　　　ドレーンチューブ又は留置カテーテルを使用している状態，人工肛門又は人工膀胱を設置している状態

（ウォームハーツ資料）

「前ページの患者以外」

C002 在宅時医学総合管理料 届出 別添2様式19			
1　強化型支援診・病院			
患者状態・診療回数	単一建物居住者	病床有	病床無
月2回の訪問診療	1人	4,500点	4,100点
	2〜9人	2,400点	2,200点
	10人以上	1,200点	1,100点
月1回の訪問診療	1人	2,760点	2,520点
	2〜9人	1,500点	1,380点
	10人以上	780点	720点
2　在支診・在支病			
患者状態・診療回数	単一建物居住者		
月2回の訪問診療	1人	3,700点	
	2〜9人	2,000点	
	10人以上	1,000点	
月1回の訪問診療	1人	2,300点	
	2〜9人	1,280点	
	10人以上	680点	
3　在支診以外の医療機関			
患者状態・診療回数	単一建物居住者		
月2回の訪問診療	1人	2,750点	
	2〜9人	1,475点	
	10人以上	750点	
月1回の訪問診療	1人	1,760点	
	2〜9人	995点	
	10人以上	560点	
継続診療加算（「3」の診療所のみ）【新設】		216点	

C002-2 施設入居時医学総合管理料 届出 別添2様式19		
1　強化型支援診・病院		
患者状態・診療回数	単一建物居住者	
月2回の訪問診療	1人	3,200点　2,900点
	2〜9人	1,700点　1,550点
	10人以上	1,200点　1,100点
月1回の訪問診療	1人	1,980点　1,800点
	2〜9人	1,080点　990点
	10人以上	780点　720点
2　在支診・在支病		
患者状態・診療回数	単一建物居住者	
月2回の訪問診療	1人	2,600点
	2〜9人	1,400点
	10人以上	1,000点
月1回の訪問診療	1人	1,640点
	2〜9人	920点
	10人以上	680点
3　在支診以外の医療機関		
患者状態・診療回数	単一建物居住者	
月2回の訪問診療	1人	1,950点
	2〜9人	1,025点
	10人以上	750点
月1回の訪問診療	1人	1,280点
	2〜9人	725点
	10人以上	560点
継続診療加算（「3」の診療所のみ）【新設】		216点

包括的支援加算　150点　【新設】　（月1回の訪問診療の場合のみ加算）

（ウォームハーツ資料）

■在宅患者訪問診療料（Ⅰ）1と施設入居時等医学総合管理料（有料老人ホーム）の例

有料老人ホームの複数患者に月2回の訪問診療を実施（機能強化型以外の支援診の医師が訪問）

訪問診療日	3日	8日	13日
Aさん	○		○
Bさん	○		○
Cさん	○	○	
Dさん	○		○

同一日に訪問診療を行った人数に係らず単一建物において医学管理を実施している人数

8日はCさんのみ

算定

〈Aさん，Bさん，Dさん〉
- 3，13日：訪問診療料203点×2日
- 施医総管1,400点（月2回以上・単一建物診療患者2〜9人）を各自に算定

〈Cさん〉
- 3日：訪問診療料（Ⅰ）1.ロ.同一建物居住者203点×1
- 8日：訪問診療料（Ⅰ）1.イ.同一建物居住者以外833点×1
- 施医総管1,400点（月2回以上・単一建物診療患者2〜9人）
- 訪問診療料の「同一建物居住者」と在医総管等の「単一建物診療患者」はわけてカウントすること

■在宅患者訪問診療料（Ⅰ）1と在宅時医学総合管理料の例

20戸未満のアパートで，在宅医学管理を行う患者が2世帯3人（うち1世帯は同一患家）の場合（強化型以外の支援診の医師が訪問）

訪問診療日		7日	21日	在医総管[※3]
同一患家	Aさん	○	○	・同一建物において3名実施
	Bさん	○ ※1	○ ※2	・Aさん，Bさんは月2回訪問
Cさん			○	・Cさんは月1回訪問

算定

〈Aさん〉
- 7日：訪問診療料833点×1[※1]
- 21日：訪問診療料203点×1[※2]
- 在医総管：2,000点（月2回以上・単一建物診療患者2〜9人[※3]）

〈Bさん〉
- 7日：再診料72点×1[※1]（外来管理加算×1）
- 21日：訪問診療料203点×1[※2]
- 在医総管：2,000点（月2回以上・単一建物診療患者2〜9人[※3]）

〈Cさん〉
- 21日：訪問診療料203点×1[※2]
- 在医総管：1,280点（月1回・単一建物診療患者2〜9人[※3]）

※1 同一患家に同一日に訪問診療を行う場合，1人目は訪問診療料の同一建物居住者以外の場合，2人目は初・再診料を算定
※2 同一建物の複数世帯に同一日に訪問診療を行う場合，同一患家の規定にかかわらず，訪問診療を行った患者全員が「同一建物居住者」として算定
※3 2世帯で計3人の患者に在宅医学管理を行う場合，「単一建物診療患者」は3人として算定

参考

●施設入居時等医学総合管理料の対象とは

1. 次のいずれかの施設において療養を行っている患者
① 養護老人ホーム
② 軽費老人ホーム〔「軽費老人ホームの設備及び運営に関する基準」（平成20年厚生労働省令第107号）附則第2条第1号に規定する軽費老人ホームA型に限る。〕
③ 特別養護老人ホーム
④ 有料老人ホーム
⑤ 高齢者の居住の安定確保に関する法律（平成13年4月6日法律第26号）第5条第1項に規定するサービス付き高齢者向け住宅
⑥ 認知症対応型共同生活介護事業所
平成28年3月以前に④⑤⑥にて在医総管を算定した患者については，平成29年3月31日までは在医総管で算定できる。

2. 次のいずれかのサービスを受けている患者
① 短期入所生活介護
② 介護予防短期入所生活介護

第4章　診療報酬請求の各項目ポイント〈特掲診療料 ▶ 在宅医療〉

在宅がん医療総合診療料とは？

在宅療養の末期の悪性腫瘍患者さまで通院困難な者に対して，医師が患者さまの同意を得て，計画的な医学管理のもとで1週を単位として算定要件がすべて当てはまった場合に算定可能です。

解 説

□「1週を単位として」とは日曜日から土曜日までを1週として考えます。その中で算定要件（次ページ参照）訪問診療及び訪問看護を行わなければなりません。

POINT

◎ 2018年の改定で看取りを行う場合は厚生労働省の「人生最終段階における医療の決定プロセスに関するガイドライン」（Q48参照）の趣旨に沿って看取ることが追加された
◎ 要件を満たした週は，所定点数×7日で算定できる
◎ 要件を満たさなかった週は，訪問診療または訪問看護の点数で算定する
◎ 同一月，在医総管，施設総管は算定不可

<所定点数>

名　称	在宅療養支援医療機関	機能を強化した在宅支援療養医療機関	
		病床を有する	病床を有しない
在宅がん医療総合診療料 　イ．処方箋交付 　ロ．上記以外	 1,495点 1,685点	 1,800点 2,000点	 1,650点 1,850点

上記表以外

(注) 死亡診断加算 ……………………………… 200点
- 在宅での療養を行っている患者が在宅で死亡した場合であって，死亡日に往診又は訪問診療を行い死亡診断を行った場合に加算

　在宅緩和ケア充実診療所・病院加算 …… 150点
　在宅支援実績加算1 ……………………… 110点
　在宅支援実績加算2 ………………………… 75点
- **Q48**参照

<算定要件>

①訪問診療又は訪問看護を行う日が合わせて週4日以上であること。
（同一日において訪問診療及び訪問看護を行った場合であっても1日とする）
②週1回以上の訪問診療を行うこと
③週1回以上の訪問看護を行うこと

<留意点>

- 1週間のうち院外と院内の処方が混在した場合は，当該1週間分は院外処方で算定する。処方が行われなかった場合，その週は院内処方で算定する。
- 死亡診断加算を除き，診療にかかる費用は所定点数に含まれる。（ただし，特に規定するものは除く）

■ 算定に関する具体例

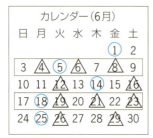

・訪問診療の日… ○
・訪問看護の日… △

● 在宅がん医療総合診療料の算定条件①〜③に当てはまるのは

6/3〜6/9の週と6/17〜6/23の週

よって，算定要件に満たない週においては，それぞれ訪問診療及び訪問看護で算定します。

＜レセプト算定例＞　7月診療分

⑭	在宅患者訪問診療　3回…　2,499 その他……………………23,250	⑭	在医総（14日間）………1,495×14 （訪問診療　5日，18日） （訪問看護　4日，6日，8日，19日，21日，23日） 訪問診療（3日間）（1日，14日，25日） ………………………………833×3 訪問看護1（4日間）………580×4 （12日，16日，26日，29日）

注）1日，2日は前月の訪問診療，訪問看護の回数を合算して1週間あたりの算定要件を満たす場合は在宅がん医療総合診療料が算定できます。また31日は翌月の訪問診療，訪問看護の回数を合算して1週間あたりの算定要件を満たす場合は在宅がん医療総合診療料が算定できます。

第4章　診療報酬請求の各項目ポイント〈特掲診療料 ▶ 在宅医療〉

Q53 2つ以上の在宅療養指導管理料の算定は可能？

「在宅医療」の部において、「第1款　在宅療養指導管理料」に掲げられているC100～C119に関しては、同一医療機関において、同一月に2つ以上の指導管理を行っても、主たる指導管理の所定点数で算定します。

解説

□「在宅医療」の部では、往診や訪問診療のように患家へ赴いて治療をする部門を「第1節」とし、患者さま本人やその家族が患家で治療ができるように指導管理を行う部門を「第2節」としています。第2節の中でも「第1款」の指導管理においては主たるもののみ請求します。

POINT

◎第1款「在宅療養指導管理料」の部門は主たるもののみ算定する

◎第2款の「在宅療養指導管理材料加算」について加算可能

＜第2節　第1款　在宅療養指導管理料の項目＞

区分	名　称	点　数
C100	退院前在宅療養指導管理料 乳幼児加算（6歳未満）	120点 ＋200点
C101	在宅自己注射指導管理料 　1．複雑な場合 　2．1以外の場合 　　　イ．月27回以下の場合 　　　ロ．月28回以上の場合 　導入初期加算 　（初回指導月から3月以内・月1回，処方内容変更時1回のみ）	 1,230点 650点 750点 ＋580点
C101-2	在宅小児低血糖症患者指導管理料	820点
C101-3	在宅妊娠糖尿病患者指導管理料	150点
C102	在宅自己腹膜灌流指導管理料 頻回指導管理加算（月2回まで）	4,000点 ＋2,000点
C102-2	在宅血液透析指導管理料 頻回指導管理加算（2月・月2回）	8,000点 ＋2,000点
C103	在宅酸素療法指導管理料 　1．チアノーゼ型先天性心疾患 　2．上記以外 　　遠隔モニタリング加算※	 520点 2,400点 ＋150点
C104	在宅中心静脈栄養法指導管理料	3,000点
C105	在宅成分栄養経管栄養法指導管理料	2,500点
C105-2	在宅小児経管栄養法指導管理料	1,050点
C105-3	在宅半固形栄養経管栄養法指導管理料	2,500点
C106	在宅自己導尿指導管理料	1,800点
C107	在宅人工呼吸指導管理料	2,800点
C107-2	在宅持続陽圧呼吸療法指導管理料 　1．在宅持続陽圧呼吸療法指導管理料1 　2．在宅持続陽圧呼吸療法指導管理料2 　　遠隔モニタリング加算※	 2,250点 250点 ＋150点

C108	在宅悪性腫瘍等患者指導管理料	1,500点
C108-2	在宅悪性腫瘍患者共同指導管理料	1,500点
C109	在宅寝たきり患者処置指導管理料	1,050点
C110	在宅自己疼痛管理指導管理料	1,300点
C110-2	在宅振戦等刺激装置治療指導管理料	810点
C110-3	在宅迷走神経電気刺激治療指導管理料	810点
C110-4	在宅仙骨神経刺激療法指導管理料	810点
C111	在宅肺高血圧症患者指導管理料	1,500点
C112	在宅気管切開患者指導管理料	900点
C114	在宅難治性皮膚疾患処置指導管理料	1,000点
C116	在宅植込型補助人工心臓（非拍動流型）指導管理料	45,000点
C117	在宅経腸投薬指導管理料	1,500点
C118	在宅腫瘍治療電場療法指導管理料	2,800点
C119	在宅経肛門的自己洗腸指導管理料 導入期加算	950点 +500点

● 上記指導管理料に使用する材料等加算が別途算定可能です。

上記指導管理料は同月の主たるもののみ算定となります。使用する材料については **Q54** で解説します。

※ 遠隔モニタリング加算［新設］
　対面診療がない月にC103, C107-2 (CPAP) を実施している患者に対して，遠隔モニタリングを用いて指導をした場合，2か月を限度に算定できる。

169

第4章　診療報酬請求の各項目ポイント〈特掲診療料 ▶ 在宅医療〉

在宅で用いる医療材料や機器の算定は？

第1款で算定した項目で認められる加算を算定します。原則として月1回ですが，例外もありますので貸与する材料に関する注意事項を確認して下さい。

解説

□在宅療養指導管理料の種類により材料加算が決まっています。**Q53**で説明したように，第1款の指導管理料は主たるもののみ月1回算定しますが，材料加算に関しては2つ以上に関わる材料でも加算できます。

POINT

- ◎在宅療養指導管理料に関連する材料加算がある
- ◎材料加算は原則月1回
- ◎2つ以上の指導管理を行っている場合でも，材料加算はすべて算定可能

<第2節 第2款 在宅療養指導管理材料加算>

区分	名称	点数	対応指導管理
C150	血糖自己測定器加算[※1] (点数➡**Q55**)	—	C101, C101-2, C101-3
C151	注入器加算	300点	C101
C152	間歇注入シリンジポンプ加算[※2] (点数➡**Q55**)	—	C101
C152-2	持続血糖測定器加算(要届出) (点数➡**Q55**)	—	C101
C152-3	経腸投薬用ポンプ加算[※2]	2,500点	C117
C153	注入器用注射針加算(点数➡**Q55**)	—	C101
C154	紫外線殺菌器加算	360点	C102
C155	自動腹膜灌流装置加算	2,500点	C102
C156	透析液供給装置加算	10,000点	C102-2
C157	酸素ボンベ加算[※1]		C103
	1. 携帯用酸素ボンベ	880点	
	2. 1以外の酸素ボンベ	3,950点	
C158	酸素濃縮装置加算[※1]	4,000点	C103
C159	液化酸素装置加算[※1]		C103
	1. 設置型液化酸素装置	3,970点	
	2. 携帯型液化酸素装置	880点	
C159-2	呼吸同調式デマンドバルブ加算[※1]	300点	C103
C160	在宅中心静脈栄養法用輸液セット加算	2,000点	C104
C161	注入ポンプ加算	1,250点	C101, C104, C105, C105-2, C108

C162	在宅経管栄養法用栄養管セット加算	2,000点	C105, C105-2, C105-3
C163	特殊カテーテル加算		C106
	1. 間歇導尿用ディスポーザブルカテーテル		
	イ．親水性コーティングを有するもの	960点	
	ロ．イ以外のもの	600点	
	2. 間歇バルーンカテーテル	600点	
C164	人工呼吸器加算		C107
	1. 陽圧式人工呼吸器	7,480点	
	2. 人工呼吸器	6,480点	
	3. 陰圧式人工呼吸器	7,480点	
C165	在宅持続陽圧呼吸療法治療器加算[※1]		C107-2
	1. ASVを使用した場合	3,750点	
	2. CPAPを使用した場合	1,000点	
C166	携帯型ディスポーザブル注入ポンプ加算	2,500点	C108
C167	疼痛等管理用送信器加算	600点	C110, C110-2, C110-3
C168	携帯型精密輸液ポンプ加算	10,000点	C111
C168-2	携帯型精密ネブライザー加算	3,200点	C111
C169	気管切開患者用人工鼻加算	1,500点	C112
C170	排痰補助装置加算	1,800点	C107
C171	在宅酸素療法材料加算[※1]		C103
	1. チアノーゼ型先天性心疾患の場合	780点	
	2. その他の場合	100点	
C171-2	在宅持続陽圧呼吸療法材料加算[※1]	100点	C107-2

※1 3月に3回限り
※2 2月に2回限り

第4章 診療報酬請求の各項目ポイント〈特掲診療料 ▶ 在宅医療〉

Q55 在宅自己注射薬剤長期投与に伴い血糖自己測定使用材料と針も同様に算定可能？

在宅自己注射指導管理料を算定する患者さまは多数います。特に糖尿病の自己注射においては薬剤を長期間分投与するにあたって，材料も大量に必要になります。材料加算のうち，月1回の項目と複数月算定可能な項目に分かれています。

解説

□ 自己注射において加算可能な項目は6つあります。そのうち血糖自己測定器加算は3月に3回，間歇注入シリンジポンプ加算は2月に2回を限度として算定できますが，その他は月1回のみです。多くの材料を支給，貸与しても算定は月1回のみとなります。

- ◎ 導入初期加算（月1回，3月限度）
  - ● 処方内容（一般名）変更時さらに1回
- ◎ 血糖自己測定器加算（3月に3回限度）
- ◎ 注入器加算（月1回）
- ◎ 間歇注入シリンジポンプ加算（2月に2回限度）

◎持続血糖測定器加算（月1回）
◎注入器用注射針加算（月1回）

<在宅自己注射に関わる指導を行い，注射薬を3か月分処方した場合>

●在宅自己注射指導管理料に規定する注射薬を3か月分
　血糖測定器に用いるチップ等を3か月分
　注入器1本
　注入器用針3か月分　　の処方を行った場合の算定

在宅自己注射指導管理料	所定点数×1
薬剤料	3か月分×1
血糖自己測定器	加算点数×3
注入器	加算点数×1
注入器用注射針	加算点数×1

長期間の処方は血糖自己測定器加算，間歇注入シリンジポンプ加算以外の項目においては，貸与した数量に関係なく月1回を限度とします。留意が必要になります。

<導入期で注意するポイント>

◎導入前は十分な教育期間をとり，2回以上の外来等で十分な指導を行う必要がある。
◎指導内容を詳細に記載した文書を作成し，患者さまに交付すること。

<平成30年度改定におけるポイント>

◎血糖自己測定器加算の月の回数の区分と点数が見直された。

区分	名　称	点　数
C150	血糖自己測定器加算	
	1. 月20回以上	350点
	2. 月30回以上	465点
	3. 月40回以上	580点
	4. 月60回以上	830点
	5. 月90回以上※	1,170点
	6. 月120回以上※	1,490点
C151	注入器加算	300点
C152	間歇注入シリンジポンプ加算	
	1. プログラム付シリンジポンプ	2,500点
	2. 1以外のシリンジポンプ	1,500点
C152-2	持続血糖測定器加算（要届出）	
	1. 2個以下の場合	1,320点
	2. 4個以下の場合	2,640点
	3. 5個以上の場合	3,300点
C153	注入器用注射針加算	
	1. 1型糖尿病等（自己注射が1日4回以上）もしくは 血友病	200点
	2. 1以外の場合	130点
C161	注入ポンプ加算	1,250点

※C150「5」,「6」について算定対象の規定
　次の①～③のいずれかになります
　①1型糖尿病の患者で1日1回以上のインスリン製剤の自己注射を行っている患者
　②12歳未満の小児低血糖症の患者
　③妊娠中の糖尿病患者または妊娠糖尿病の患者であって周産期における合併症の危険度が高い患者

第4章 診療報酬請求の各項目ポイント〈特掲診療料 ▶ 投薬〉

Q56 低薬価薬剤の審査取り扱いとは？

1剤につき175円以下の薬剤の投与または使用の原因となった傷病のうち，健胃消化剤，鎮咳剤などの投与または使用の原因となった傷病など，記載した傷病名から判断して，その発症が類推できる傷病については，傷病名を記載する必要はないものとするとされています。

解説

□ レセプトにおける主傷病，副傷病を明確にするとともに，これら傷病名から類推できる傷病名についてはレセプトへの記載を不要とする行政通知が発出されています。

POINT

◎ 1剤が175円以下で主病名より類推できる傷病名は省略できる

◎ 医事会計システムの電算化が行われていない医療機関は届出を行うことにより175円以下の薬剤名，投与量を省略することができる

＜傷病名が類推できる薬剤とは＞

1. 消化器官用剤
2. 下剤，浣腸剤
3. 眠剤
4. 解熱鎮痛消炎剤
5. 去たん剤及び鎮咳去たん剤
6. 感冒薬　　　　　　　　など

＜低薬価であっても傷病名の記載が必要な薬剤＞

1. 血管拡張剤
2. 血圧降下剤
3. 副腎ホルモン剤
4. 高脂血症用剤

（平成14保医発0521・1）

＜1剤の数え方＞

1回の処方において，2種類以上の内服薬を調剤する場合には，それぞれの薬剤を個別の薬包等に調剤しても，服用時点及び服用回数が同じであるものについては，次の場合を除き1剤として算定します。

　ア．配合不適等調剤技術上の必要性から個別に調剤した場合
　イ．固形剤と内用液剤の場合
　ウ．内服錠とチュアブル錠等のように服用方法が異なる場合

〈例〉

1) 薬剤A　3T
　 薬剤B　3T　　分3×28日分　→ ①服用時点が同じもの　　1剤とする
　 薬剤C　3C　　　　　　　　　→ ②服用回数が同じもの

2) 薬剤D　2T
3) 薬剤E　4mL　分2×28日分　→ 服用時点が同じでも，固形剤と内用液剤なので2剤とする

4) 薬剤F　1T
5) チュアブル　1T　朝×28日分　→ 服用時点が同じでも，内服錠とチュアブル錠なので2剤とする

診療報酬請求の各項目ポイント〈特掲診療料 ▶ 投薬〉

Q57 向精神薬の多剤投与であっても，減額（減算）にならない除外内容がある？

A 1処方において投与される抗不安薬，睡眠薬，抗うつ薬，抗精神病薬の投与（臨時投薬は除く）において，規定の種類数以上を処方した場合に処方料・処方箋料・薬剤料の算定がその他の処方内容の算定と異なります。
規定の4つの内容（p180, 181に示した＜留意事項＞①〜④の場合）は多剤投与をしていても減算にはなりません。

□対象となる薬剤は，抗不安薬・睡眠薬・抗うつ薬・抗精神病薬になります。

◎処方料，処方箋料，薬剤料の算定に関連する
① 3種類以上の抗不安薬
② 3種類以上の睡眠薬
③ 3種類以上の抗うつ薬
④ 3種類以上の抗精神病薬
⑤ 4種類以上の抗不安薬及び睡眠薬

1処方につき，左記の薬剤を投与した場合の算定に留意する

◎種類数のカウントは商品の銘柄ではなく，一般名で数えます〔p181〜183＜対象となる薬剤＞一覧〕
◎減算にならない場合レセプトにその旨を記載する

＜点数の構成＞

項　目	処方料	処方箋料	薬剤料
1. 3種類以上の抗不安薬，3種類以上の睡眠薬，3種類以上の抗うつ薬，3種類以上の抗精神病薬又は4種類以上の抗不安薬及び睡眠薬の投薬（臨時処方及び3種類の抗うつ薬又は3種類の抗精神病薬をやむを得ず投与するものを除く）を行った場合	18点	28点	所定点数の80/100
2. 7種類以上の内服薬の投薬（臨時の投薬であって，投薬期間が2週間以内のもの及び地域包括診療加算を算定するものを除く）を行った場合又は不安もしくは不眠の症状を有する患者に対して1年以上継続して別に厚生労働大臣が定める薬剤の投薬を行った場合※	29点	40点	所定点数の90/100
3. 上記以外の場合	42点	68点	

● 薬剤料の減算については院内処方が対象

※ベンゾジアゼピン受容体作動薬を1年以上にわたって同一成分を同一日当たりの用量で連続して処方している場合のことです。

● 対象薬剤については把握が必須となります。院内の採用薬剤情報の共有が必要です。

●「3月に1回」7月，10月，1月，4月に規定の様式（別紙様式40）により向精神薬多剤投与の状況を報告することになっています。

＜向精神薬多剤投与の減算除外に係る留意事項＞
- 以下の①～③のいずれかに該当する場合
- 抗うつ薬を3種類もしくは抗精神病薬を3種類投与する場合で④に該当する場合は，処方料29点又は42点（処方箋料40点又は68点）を算定します。

① 他の医療機関受診（向精神薬多剤投与あり）

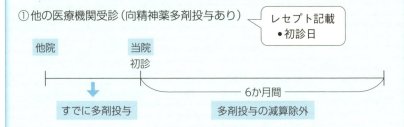

② 薬剤切り替えのための向精神薬多剤投与

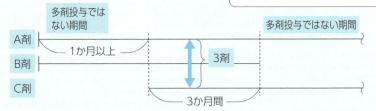

- 薬剤の切り替えが必要で既に投与されている薬剤（A剤，B剤）と一時的に併用
  ➡ 併用期間3か月（年2回限度）は減算除外

③ 臨時に投与した場合　　レセプト記載
　　　　　　　　　　　　　・臨時投与の開始日
- 臨時とは
  ➡ 連続する投与期間が2週間以内または14回以内
- 1回の投与量は
  ➡ 1日量の上限を超えない
- 投与中止期間が1週間以内の場合
  ➡ 連続投与とみなす

④抗うつ薬，抗精神病薬に限り，届出医師による多剤投与

- 精神科の診療に係る経験医師〔地方厚生（支）局長に届出した医師〕がやむを得ず投与を行う必要があると認めた場合
〔医師の要件及び届出〕
- 経験医師の要件とは(1)～(4)いずれにも該当すること。
  (1) 臨床経験を5年以上有する医師であること。
  (2) 適切な保険医療機関において3年以上の精神科の診療経験を有する医師であること。
  (3) 精神疾患に関する専門的な知識と，ICD-10において第5章「精神および行動の障害」に掲げるF0からF9までの全てについて主治医として治療した経験を有すること。
  (4) 精神科薬物療法に関する適切な研修を修了していること。
- 別紙様式39により届出（下記2点を添付すること）
日本精神神経学会が認定する精神科専門医であることを証明する文書
日本精神神経学会が認定する「研修」を修了したことを証明する文書

＜対象となる薬剤＞
（種類数のカウントは，商品名ではなく，一般名でカウントします）

【抗不安薬】

オキサゾラム	ロラゼパム	クロルジアゼポキシド
クロキサゾラム	アルプラゾラム	ロフラゼプ酸エチル
クロラゼプ酸二カリウム	フルタゾラム	タンドスピロンクエン酸塩
ジアゼパム	ガンマオリザノール	ヒドロキシジン塩酸塩
フルジアゼパム	メキサゾラム	クロチアゼパム
ブロマゼパム	トフィソパム	ヒドロキシジンパモ酸塩
メダゼパム	フルトプラゼパム	エチゾラム

【睡眠薬】

ブロモバレリル尿素	アモバルビタール
抱水クロラール	バルビタール
エスタゾラム	フェノバルビタール
フルラゼパム塩酸塩	フェノバルビタールナトリウム
ニトラゼパム	ペントバルビタールカルシウム
ニメタゼパム	トリクロホスナトリウム
ハロキサゾラム	リルマザホン塩酸塩水和物
トリアゾラム	ゾピクロン
フルニトラゼパム	ゾルピデム酒石酸塩
ブロチゾラム	エスゾピクロン
ロルメタゼパム	ラメルテオン
クアゼパム	スボレキサント

【抗うつ薬】

クロミプラミン塩酸塩	ミアンセリン塩酸塩
ロフェプラミン塩酸塩	セチプチリンマレイン酸塩
トリミプラミンマレイン酸塩	トラゾドン塩酸塩
イミプラミン塩酸塩	フルボキサミンマレイン酸塩
アモキサピン	ミルナシプラン塩酸塩
アミトリプチリン塩酸塩	パロキセチン塩酸塩水和物
ノルトリプチリン塩酸塩	塩酸セルトラリン
マプロチリン塩酸塩	ミルタザピン
ペモリン	デュロキセチン塩酸塩
ドスレピン塩酸塩	エスシタロプラムシュウ酸塩
ベンラファキシン塩酸塩	

【抗精神病薬】（○…非定型抗精神病薬　△…持続性抗精神病注射薬剤）
〈定型薬〉

クロルプロマジン塩酸塩	スルピリド
クロルプロマジンフェノールフタリン酸塩	ハロペリドール
ペルフェナジンフェンジゾ酸塩	ピモジド
ペルフェナジン	ゾテピン
ペルフェナジンマレイン酸塩	チミペロン
プロペリシアジン	ブロムペリドール
フルフェナジンマレイン酸塩	クロカプラミン塩酸塩水和物
プロクロルペラジンマレイン酸塩	スルトプリド塩酸塩
レボメプロマジンマレイン酸塩	モサプラミン塩酸塩
ピパンペロン塩酸塩	ネモナプリド
オキシペルチン	△ ハロペリドールデカン酸エステル
スピペロン	△ フルフェナジンデカン酸エステル
レセルピン	

〈非定型薬〉

- ○△リスペリドン
- ○ クエチアピンフマル酸塩
- ○ ペロスピロン塩酸塩水和物（ペロスピロン塩酸塩）
- ○ オランザピン
- ○△ アリピプラゾール（アリピプラゾール水和物）
- ○ ブロナンセリン
- ○ クロザピン
- ○ パリペリドン
- ○△パリペリドンパルミチン酸エステル
- ○ アセナピンマレイン酸塩

■新設「向精神薬調整連携加算」について

対象患者　直近の処方が向精神薬多剤投与又は向精神薬長期処方の患者
算定要件　①直近の処方から抗不安薬等の種類数又は1日あたり用量を減少※させた上で薬剤師又は看護職員に症状等の変化の確認を指示した場合に算定する。
　　　　　②指示する際は，処方の変更点を説明し，特に留意すべき症状等について具体的に指示をする。

※ 一般名で計算する。定期処方を屯服に変更した場合を含む。

＜わが国で承認されているベンゾジアゼピン受容体作動薬一覧＞

一般名	販売名	一般名	販売名
アルプラゾラム	コンスタン, ソラナックス 他	フルタゾラム	コレミナール
エスゾピクロン	ルネスタ	フルトプラゼパム	レスタス
エスタゾラム	ユーロジン 他	フルニトラゼパム	サイレース, ロヒプノール 他
エチゾラム	デパス 他	フルラゼパム塩酸塩	ダルメート
オキサゾラム	セレナール 他	ブロチゾラム	レンドルミン 他
クアゼパム	ドラール 他	ブロマゼパム	レキソタン 他
クロキサゾラム	セパゾン	メキサゾラム	メレックス
クロチアゼパム	リーゼ 他	メダゼパム	レスミット 他
クロラゼプ酸二カリウム	メンドン	リルマザホン塩酸塩水和物	リスミー 他
クロルジアゼポキシド	コントール 他	ロフラゼプ酸エチル	メイラックス 他
ジアゼパム	セルシン, ホリゾン, ダイアップ 他	ロラゼパム	ワイパックス 他
ゾピクロン	アモバン 他	ロルメタゼパム	エバミール, ロラメット
ゾルピデム酒石酸塩	マイスリー 他	クロナゼパム	リボトリール, ランドセン
トリアゾラム	ハルシオン 他	クロバザム	マイスタン
ニメタゼパム	エリミン	ミダゾラム	ミダフレッサ
ハロキサゾラム	ソメリン	ニトラゼパム	ネルボン, ベンザリン 他
フルジアゼパム	エリスパン		

（独立行政法人医薬品医療機器総合機構：PMDAからの医薬品適正使用のお願い.
[http://www.pmda.go.jp/files/000217046.pdf]より作成）

第4章　診療報酬請求の各項目ポイント〈特掲診療料 ▶ 投薬〉

湿布薬70枚超の算定は？

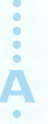

1回の処方において，湿布薬の制限が設けられています。原則，1回の処方では，湿布薬70枚までとなります。70枚を超えて処方する場合，次の費用が算定不可となります。

① 院内処方における調剤料，処方料，薬剤料（70枚を超えた超過分），調剤技術基本料（薬剤師）

② 院外処方における処方箋料

ただし，医師が疾患の特性等により必要と判断し，やむをえず処方する場合のみ算定が可能です。

解説

- □ 湿布薬の枚数制限の背景は，1回の処方において70枚以上の湿布薬が処方されている人数は月に30万人を超えているといわれています。平成28年度の改定における枚数制限制度により年間数十億円の医療費削減を見込んでいる背景があります。
- □ 湿布薬とは，貼付剤のうち，薬効分類上の鎮痛，鎮痒，収斂，消炎剤です。ただし，皮膚疾患に用いるものは除外になります。

POINT
◎ 原則，1回の処方における湿布薬投与は70枚まで
◎ やむをえず処方する場合は，レセプトや処方箋記載に留意あり

＜湿布薬投与時のレセプト記載＞

●湿布薬投与の場合（枚数に関係なく）
レセプトの摘要欄に「薬剤名，投与量（枚数），1日の用量（枚数），投与日数等」を記載する。
➡院外処方箋の場合は，レセプトの摘要欄の記載は不要です。
●70枚超える処方の場合
「やむをえない理由」を記載する。
➡院外処方箋の場合であっても，記載が必要な旨を，審査機関で指示されている都道府県もあります。

〈参考〉レセプト及び処方箋記載について

記載事項	院内処方 レセプト〈投薬欄〉	院外処方 レセプト〈その他欄〉	院外処方 処方箋
1日分の用法等	記載必要	記載不要	記載必要
70枚超 やむを得ない理由	記載必要	記載必要	記載必要

第4章 診療報酬請求の各項目ポイント〈特掲診療料 ▶ 投薬〉

Q59 処方料（処方箋料）の点数の相違は？

1回の処方において定期的に内服する薬剤が7種類以上の場合は，処方料及び処方箋料の点数は低くなります。また種類の数え方には一定のルールがあります。

解説

□「定期的に服用する内服薬が7種類以上」の中に，臨時の投薬であって2週間以内の内服薬は含まれません。7種類以上の処方を行った場合は処方料及び処方箋料の点数が低くなります（**Q57**，p179＜点数の構成＞「2.」）。また，院内処方の場合は薬剤料も90/100に相当する点数により算定します。

POINT

〈薬剤の種類数のカウント〉
◎ 所定単位あたりの薬剤料が20点以下の場合は1種類とする
◎ 錠剤，カプセル剤については1銘柄ごとに1種類とする
◎ 散剤，顆粒剤及び液剤を混合して服用できるよう調剤を行ったものについては1種類とする

187

＜処方料及び処方箋料＞

●Q57（p179）＜点数の構成＞表のように7種類以上の内服薬を含む場合は処方料及び処方箋料の点数は低く設定されています。なるべく必要最小限の薬剤のみの処方を目的としています。

＜種類の数え方＞

イ．錠剤，カプセル剤については，1銘柄ごとに1種類
ロ．散剤，顆粒剤及び液剤については，1銘柄ごとに1種類
ハ．上記ロの薬剤を混合して服用できるよう調剤を行ったものについては1種類
ニ．薬剤料に掲げる所定単位当たりの薬価が205円以下の場合には1種類

〈例〉

1) [薬剤A　41.2円×2T
　　薬剤B　31.9円×2mL]　合計146.2円　→　205円以下なので1種類として扱う

2) [薬剤C　62円×3T
　　薬剤D　123円×3T]　合計555円　→　205円以上なので2種類となる

3) [薬剤E　18.2円×3g
　　薬剤F　116.9円×3g]　合計459.9円　→　205円以上だが散剤として一包にまとめて調剤を行う場合は1種類として扱う

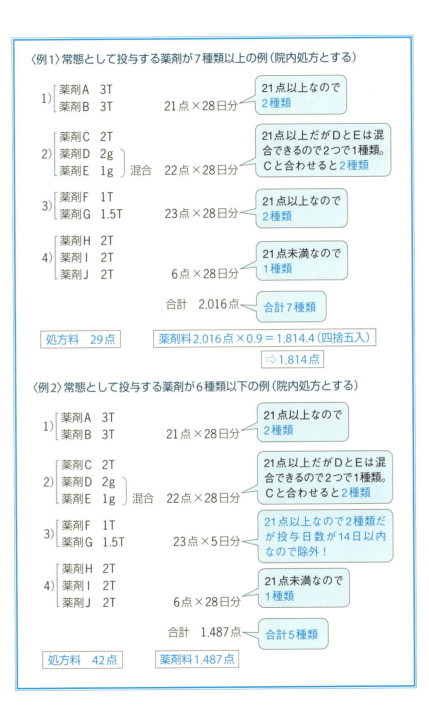

第4章　診療報酬請求の各項目ポイント〈特掲診療料▶投薬〉

複数診療科の各担当医師の同一日処方の算定は？

院内における処方料及び院外の処方箋料は複数の診療科において異なる医師が処方した場合は，それぞれの処方につき処方料及び処方箋料が算定できます。

解説

□同一日において異なる医師が処方した場合は，それぞれ処方料及び処方箋料を算定できます。この場合，レセプトの摘要欄にその旨を記載します。

POINT

◎同一日に異なる医師が処方した場合は，それぞれ処方料及び処方箋料が算定できる

◎同一日に異なる医師が処方した場合は，レセプトの摘要欄に記載が必要

＜処方料と処方箋料の注意事項＞

1. 1人の医師が同日に院内の処方料と院外の処方箋料を重複して算定することは原則として不可。
2. しかし，やむを得ない状況の場合はレセプトに理由を記載する。
   （例）診療時間内に処方箋（院外処方）で薬剤を投与
       同日に時間外で来院され，急を要する薬剤だったので院内の薬剤を処方した。
3. 処方箋料を算定した月は，院内投薬で処方料を算定した場合においても調剤技術基本料は算定できない。
   - 調剤技術基本料とは，常勤の薬剤師がいる医療機関において算定できる項目です。
   - 重複投薬の防止等，保険医療機関内における管理の充実を図るとともに投薬の適正を確保することを目的にしているため，調剤薬局における処方が行われた場合は算定不可となります。

第4章　診療報酬請求の各項目ポイント〈特掲診療料 ▶ 投薬〉

特定疾患処方管理加算の点数の
相違は何？

特定疾患を主病とする患者さまに，処方を行う場合，加算できる項目ですが，投与日数及び処方内容により点数と算定回数が異なります。

解 説

□特定疾患に係る薬剤の処方期間は28日以上の場合に特定疾患処方管理加算2として扱われ66点を加算できます（算定は月1回のみ）。処方期間が28日未満の場合は特定疾患処方管理加算1として18点を月2回算定できます。

POINT

- ◎特定疾患が主病であること
- ◎特定疾患以外の薬剤の処方であっても18点（特定疾患処方管理加算1）の算定は可能
- ◎処方期間が28日未満であれば18点（月2回限度）
- ◎28日以上であれば66点（月1回のみ）
- ◎長期処方の場合，特定疾患処方管理加算2（66点）は特定疾患に係る薬剤の処方に限る
- ◎特定疾患とは＜対象疾患＞（**Q27**参照）同様

＜特定疾患処方管理加算の相違＞

	特定疾患処方管理加算1	特定疾患処方管理加算2
点数	18点	66点
回数	月2回限度	月1回のみ
対象薬剤	● 主病名が特定疾患であれば，特定疾患の薬剤以外であっても加算対象となる ● 18点と66点の重複算定は不可	● 特定疾患に係る薬剤を28日以上処方した場合のみ加算できる ● 外用薬でも28日分以上であれば加算可能 ● 隔日投与も加算可能

第4章　診療報酬請求の各項目ポイント〈特掲診療料▶投薬〉

Q62 外来後発医薬品使用体制加算の対象薬剤は院内使用のすべての薬剤になる？

A 一部除外となる医薬品があります（後述）。その他，投薬に限らず，院内で使用している注射薬等すべてが算出対象薬剤になります。平成30年改定で，後発医薬品の規格単位数量の割合により，3区分になりました。
①外来後発医薬品使用体制加算1　85％以上
②外来後発医薬品使用体制加算2　75％以上85％未満
③外来後発医薬品使用体制加算3　70％以上75％未満
施設基準の届出の医療機関において，投薬の院内における処方料（ドクターフィー）の加算になります。

解説

□ 後発医薬品については，平成25年4月「後発医薬品のさらなる使用促進のためのロードマップ」が示され，平成30年3月末までに後発医薬品の使用割合を60％までとする目標値が掲げられました。

□ さらに平成27年の「経済財政運営と改革の基本方針（骨太の方針）」において，平成29年度の時点で70％以上，平成30～32年度の間に80％以上が設定されたことにより，加速度的に病院や調剤薬局のみではなく，体制を整備し後発医薬品の使用割合が規定をクリアできる診療所にも院内処方の新設評価として設けられた項目となります。

POINT

◎院内処方を行う診療所が対象であり，届出により処方料を算定するすべての患者に算定できる

◎届出に必要な後発医薬品の企画単位数量割合は院内使用の医薬品すべてが対象（一部除外あり）

＜体制（施設基準届出が必要）＞

●薬剤部門または薬剤師が後発医薬品の品質，安全性，安定供給体制等の情報を収集・評価し，その結果をふまえ，後発医薬品の採用を決定する体制が整備された診療所であること
⇒薬剤部門に薬剤師の配置は必須ではありません。医師等が配置（兼務も可能）されている場合も，体制等の整備がされていれば算定できます。
●院内調剤した薬剤の規格単位数量に占める後発医薬品＋後発医薬品のある先発医薬品の規格単位数量の割合が50％以上であること
●後発医薬品の使用に積極的に取り組んでいる旨を当該保険医療機関の受付及び支払窓口等の見やすい場所に掲示していること

＜算定（3区分）処方料に加算（1処方につき）＞

①外来後発医薬品使用体制加算1　85％以上……5点
②外来後発医薬品使用体制加算2　75％以上85％未満……4点
③外来後発医薬品使用体制加算3　70％以上75％未満……2点
数量割合に含めない除外薬剤があります（下記参照）。

＜後発医薬品の規格単位数量の割合を算出する際に除外する医薬品①〜⑤＞

①経腸成分栄養剤
エレンタール配合内用剤，エレンタールP乳幼児用配合内用剤，エンシュア・リキッド，エンシュア・H，ツインラインNF配合経腸用液，ラコールNF配合経腸用液，エネーボ配合経腸用液及びラコールNF配合経腸用半固形剤
②特殊ミルク製剤

フェニルアラニン除去ミルク配合散「雪印」及びロイシン・イソロイシン・破倫除去ミルク配合散「雪印」
③生薬（薬効分類番号510）
④漢方製剤（薬効分類番号520）
⑤その他の生薬及び漢方処方に基づく医薬品（薬効分類番号590）

＜外来後発医薬品使用体制加算の施設基準届出様式（様式38の3）＞

様式38の3

外来後発医薬品使用体制加算の施設基準に係る届出書添付書類

1．届出に係る外来後発医薬品使用体制加算の区分（いずれかに〇を付す）
  （　）外来後発医薬品使用体制加算1
　　（カットオフ値「3．」の④）50％以上かつ後発医薬品の割合（「3．」の⑤）70％以上）
  （　）外来後発医薬品使用体制加算2
　　（カットオフ値「3．」の④）50％以上かつ後発医薬品の割合（「3．」の⑤）60％以上70％未満）

2．後発医薬品の使用を促進するための体制の整備

後発医薬品の品質、安全性、安定供給体制等の情報を入手・評価する手順	

3．医薬品の使用状況（平成　　年　　月　　日時点）

全医薬品の規格単位数量及び後発医薬品の規格単位数量並びにその割合				
期間 （届出時の直近3か月：1か月ごと及び3か月間の合計）	年　月	年　月	年　月	年　月 ～ 年　月 （直近3ヶ月間の合計）
全医薬品の規格単位数量（①）				
後発医薬品あり先発医薬品及び後発医薬品の規格単位数量（②）				
後発医薬品の規格単位数量（③）				
カットオフ値の割合（④） 　（②／①）（％）				
後発医薬品の割合（⑤） 　（③／②）（％）				

［記載上の注意］
1　後発医薬品の採用について検討を行う委員会等の名称、目的、構成員の職種・氏名等、検討する内容、開催回数等を記載した概要を添付すること。
2　規格単位数量とは、使用薬剤の薬価（薬価基準）別表に規定する規格単位ごとに数えた数量のことをいう。
3　後発医薬品の規格単位数量の割合を計算するに当たっては、「「診療報酬における加算等の算定対象となる後発医薬品」等について」（平成28年3月4日保医発0304第13号）を参照すること。

第4章　診療報酬請求の各項目ポイント〈特掲診療料 ▶ 投薬〉

Q63 処方箋を紛失してしまった患者に再び処方箋を交付することは可能？

 患者さま自身の過失により，処方箋を紛失してしまった場合の再交付に係る費用については，患者さまの自己負担となります。つまり健康保険は使用できません。

解説

□ 処方箋の有効期限は交付日を含めて4日以内とされています。この期間を過ぎた処方箋は無効となります。このように無効となった処方箋の再発行や，紛失した場合の再発行はすべて患者さまの自己負担となります。

POINT

◎ 処方箋の再発行は自己負担となる
◎ 紛失及び有効期限切れを対象とする
◎ 特別な理由があれば処方箋の有効期限を延長できる
　（長期旅行等の理由が必要）

197

＜処方箋における留意事項＞ 療養担当規則より

1. 特定の保険薬局へ誘導することは禁止（**Q10**参照）。
2. 特定の保険薬局において調剤を受けるべき旨の指示等を行うことの対償として，保険薬局から金品その他財産上の利益を収受してはならない。
3. 処方箋等の諸記録は完結の日から3年間保存しなければならない。
4. 処方箋の使用期限は，交付の日を含めて4日以内とする。ただし，長期旅行等特殊の事情があると認められる場合は，この限りではない。
5. 保険医は，その交付した処方箋に関し，保険薬剤師からの疑義の照会があった場合には，これに適切に対応しなければならない。

＜参考・分割指示に係る処方箋記載例＞

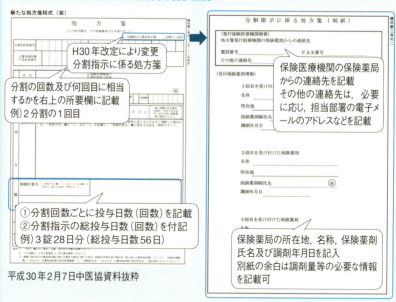

平成30年2月7日中医協資料抜粋

●分割指示による処方箋に係る疑義解釈
　厚労省　疑義解釈（その1）平成30年3月30日

Q	問6）分割指示に係る処方箋について，何回目の分割調剤であるかにかかわらず，別紙を含むすべての処方箋が提出されない場合は，処方箋を受け付けられないという理解でよいか。
A	貴見のとおり。

第4章 診療報酬請求の各項目ポイント〈特掲診療料 ▶ 注射〉

Q64 注射を行う内容により注射実施料が異なる？

注射には手技の違いにより点数が異なる他に，準じて算定する項目もあります。また，注射の内容により加算に該当する項目がある場合や年齢加算のできる注射もあります。

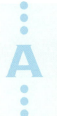

解説

□ 平成26年の改定により「外来化学療法加算」の規定が変更され，平成28年の改定で点数も見直されました。化学療法を行うにあたり必要な機器や設備，人員等が届出に必要になります。外来において今後抗がん剤やリウマチなどの注射療法を行う診療所等は届出等運用の検討が可能です。

□ また，注射の手数料（実施料）は，どの部位に，何を行うか，薬剤名以外にカルテに明確に記載することが必要です。

POINT
- ◎準用点数の確認
- ◎加算項目の確認
- ◎年齢加算の確認
- ◎届出事項の確認
- ◎同日に併算定できない項目がある

＜注射加算＞

外来化学療法加算（通則6）　●要届出

1. 「A」 ①15歳未満　　820点
　　　　 ②15歳以上　　600点
　　「B」 ①15歳未満　　670点
　　　　 ②15歳以上　　450点
2. 「A」 ①15歳未満　　740点
　　　　 ②15歳以上　　470点
　　「B」 ①15歳未満　　640点
　　　　 ②15歳以上　　370点

	外来化学療法加算A	外来化学療法加算B
投与	入院中の患者以外の悪性腫瘍の患者に対して、悪性腫瘍の治療を目的として抗悪性腫瘍剤が投与された場合に算定する。	入院中の患者以外の患者であって以下の場合に限り算定する。 ア・関節リウマチの患者 　・クローン病の患者 　・ベーチェット病の患者 　・強直性脊椎炎の患者 　・潰瘍性大腸炎の患者 　・尋常性乾癬の患者 　・関節症性乾癬の患者 　・膿疱性乾癬の患者 　・乾癬性紅皮症の患者
		イ・関節リウマチの患者 　・多関節に活動性を有する若年性特発性関節炎の患者 　・全身型若年性特発性関節炎の患者 　・キャッスルマン病の患者
		ウ・関節リウマチの患者
		エ・多発性硬化症の患者
対象薬剤	抗悪性腫瘍剤は、薬効分類上の腫瘍用薬とする。	アの患者－インフリキシマブ製剤 イの患者－トシリズマブ製剤 ウの患者－アバタセプト製剤 エの患者―ナタリズマブ製剤
共通留意事項	皮内、皮下及び筋肉注射により投与した場合は算定できない。外来化学療法室で用いる製剤について、在宅自己注射指導管理料とは併算定できない。	

診療報酬請求の各項目ポイント〈特掲診療料 ▶ 注射〉

Q65 ビタミン剤の投与は制限がある？

ビタミン剤に関しては算定に制限があります。また，ビタミンを含む配合剤も制限の対象になります。

□ビタミン剤の算定は，内服薬及び注射薬に関してビタミンを投与したものを対象として制限があります。それは医師が当該ビタミン剤の投与が有効であると判断し，適正に投与した場合に限られます。

- ◎対象はビタミン剤，またはその配合剤
- ◎病名によりビタミン剤の投与が必要及び有効と判断できない場合は，レセプトの摘要欄に有効と判断した趣旨を具体的に記載しなければならない

201

＜ビタミン剤が算定できる具体例＞

1. 患者の疾患又は症状の原因がビタミンの欠乏又は代謝障害であることが明らかであり，かつ，必要なビタミンを食事により摂取することが困難である場合。
2. 悪性貧血のビタミンB_{12}欠乏等，診察及び検査の結果から当該疾患又は症状が明らかな場合。
3. 患者が妊産婦，乳幼児等（手術後の患者及び高カロリー輸液療法実施中の患者を含む）であり，診察及び検査の結果から食事からのビタミンの摂取が不十分であると診断された場合。
4. 患者の疾患又は症状の原因がビタミンの欠乏又は代謝障害であると推定され，かつ，必要なビタミンを食事により摂取することが困難である場合。
5. 重湯等の流動食及び軟食のうち，一分がゆ，三分がゆ又は五分がゆを食している場合。
6. 無菌食，フェニールケトン尿症食，楓糖尿症食，ホモシスチン尿症食又はガラクトース血症食を食している場合。

診療報酬請求の各項目ポイント〈特掲診療料 ▶ 注射〉

注射で算定できる医療材料は？

注射の部における医療材料は算定できる「保険医療材料」と算定できない「医療材料」があります。保険診療として請求ができる項目とその要件にご留意下さい。

□医療材料において算定できるものは，厚生労働大臣が定めた「特定保険医療材料」に限ります。この項では注射に使用できる医療材料をピックアップしてみます。

POINT

- ◎ プラスチックカニューレ型静脈内留置針
- ◎ 携帯型ディスポーザブル注入ポンプ
- ◎ 中心静脈用カテーテル
- ◎ 抗悪性腫瘍剤注入用肝動脈塞栓剤
- ◎ 緊急時ブラッドアクセス用留置カテーテル　等

＜算定できる医療材料とその使用方法＞

名　称	使用方法
プラスチックカニューレ型静脈内留置針 　(1) 標準型 　(2) 針刺し事故防止機構付加型	● 概ね24時間以上にわたって経皮的静脈確保を必要とする場合 ● 6歳未満の乳幼児 ● ショック状態もしくはショック状態に陥る危険性のある症例で翼状針による静脈確保が困難な場合
携帯型ディスポーザブル注入ポンプ 　(1) 化学療法用 　(2) 標準型 　(3) PCA型	● (3) PCA型は注射又は硬膜外麻酔後における局所麻酔剤の持続的注入もしくは硬膜外ブロックにおける麻酔剤の持続的注入の際に，PCAのために用いた場合に算定できる。 ● この材料を算定する場合には，注射の部通則4の精密持続点滴注射加算，L003の精密持続注入加算，L105の精密持続注入加算は算定できない。
中心静脈用カテーテル 　(1) 中心静脈カテーテル 　　①標準型 　　　(ア) シングルルーメン 　　　(イ) マルチルーメン 　　②抗血栓性型 　　③極細型 　　④カフ付き 　　⑤酸素飽和度測定機能付き 　　⑥抗菌型 　(2) 末梢留置型中心静脈カテーテル 　　①標準型 　　　(ア) シングルルーメン 　　　(イ) マルチルーメン 　　②特殊型 　　　(ア) シングルルーメン 　　　(イ) マルチルーメン	● ガイドワイヤーは別に算定できない。

抗悪性腫瘍剤注入用肝動脈塞栓材	●マイトマイシンCと混和して肝動脈に注入する場合に限り算定できる。ただし，使用量を決定する目的で注入する場合は，この限りではない。
緊急時ブラッドアクセス用留置カテーテル	●1週間に1本を限度として算定できる。

＜算定できない注射の医療材料＞

- ●翼状針
- ●シリンジ
- ●点滴セット
- ●穿刺部位のガーゼ交換等の処置料及び材料料

第4章 診療報酬請求の各項目ポイント〈特掲診療料▶処置〉

処置を行っても算定できない項目の場合，外来管理加算の算定は？

処置料を算定できない場合は外来管理加算を算定できます。

解 説

□実際には処置を行っているにもかかわらず，規定により処置料を算定できない場合や，もともと処置の点数のない項目などは外来管理加算を算定することができます。

POINT

◎ 処置料を算定しない場合は外来管理加算が算定できる

◎ 使用した薬剤は処置の部の薬剤として算定できる

<処置料の算定できない項目>

浣腸
注腸
吸入
100cm^{2}未満の第1度熱傷処置
100cm^{2}未満の皮膚科軟膏処置
洗眼
点眼
点耳
簡単な耳垢栓除去
鼻洗浄
狭い範囲の湿布処置
その他第1節処置料に掲げられていない簡単な処置

● これらの処置は基本診療料に含まれ算定できないとされている項目ですが，薬剤を使用した場合は「処置薬剤」として処置の部で薬剤のみを算定することができます。

<処置における算定回数の注意点>

① 「1回につき」算定できるもの
　創傷処置，熱傷処置，皮膚科軟膏処置，導尿，腟洗浄，ネブライザー等
② 「1日につき」算定できるもの
　重度褥瘡処置，喀痰吸引，人工腎臓，ストーマ処置，膀胱洗浄，超音波ネブライザー，消炎鎮痛等処置，鼻腔栄養等
③ 「片側につき」算定できるもの
　腎盂洗浄，カテーテルによる耳管通気法，耳管ブジー法，関節穿刺，四肢ギプス包帯等

④「両側につき」算定するもの

眼処置，睫毛抜去（上下左右につき），耳処置，ポリッツェル球による耳管通気法，鼻処置等

⑤「個数につき」算定できるもの

いぼ焼灼法，いぼ冷凍凝固法，軟属腫摘除

⑥「月2回のみ」算定できるもの

鶏眼・胼胝処置

（同じ病名においても，月が変われば算定可能）

第4章　診療報酬請求の各項目ポイント〈特掲診療料 ▶ 処置〉

Q68 処置を行った時間で算定点数が異なる？

処置を開始した時間が，時間外・休日・深夜に該当する場合は加算があります。

□時間外・休日・深夜に診療を行った場合は「基本診療料（初診料・再診料）」の部で加算を行いますが，処置の部においても加算があります。
「1」…届出が必要（救急を担う病院）・1,000点以上の処置
「2」…届出不要（病院・診療所の規定なし）・150点以上の処置

〈届出不要〉
◎「2」については，150点以上の処置であること
◎時間外・休日・深夜のいずれかに処置を開始していること
◎使用した薬剤料には加算なし
◎乳幼児加算のできる項目あり

<処置時間における加算「2」(届出不要)>

時間帯	略語	加算倍率
時間外加算2（一般診療所）	外	1.4倍
時間外加算2（救急診療所）	特外	1.4倍
休日加算2	休	1.8倍
深夜加算2	深	1.8倍

- 処置を開始した時間が上記の時間帯であること（詳しい時間帯は**Q18**参照）
- 対象となる処置は150点以上の項目のみ
- レセプトは処置の名称の後に略語を記載し，加算を行った点数を記載します．

<算定例>

診療時間 月〜金：9時〜18時
休診日　土日（届出なし医療機関）

〈例1〉

月曜　20時，37歳の患者
熱傷処置（600cm^2）を行った
熱傷処置(3) 270点×1.4＝378点

〈例2〉

水曜　23時，18歳の患者
ギプスシーネ（半肢）を行った
ギプスシーネ（半肢）780点×1.8＝1,404点

第4章　診療報酬請求の各項目ポイント〈特掲診療料 ▶ 処置〉

Q69 処置を行う広さで点数が異なる？

A 創傷処置，熱傷処置，重度褥瘡処置，皮膚科軟膏処置，消炎鎮痛等処置における湿布処置に関しては，処置を行う広さによって所定点数が異なります。

解説

□処置の算定における範囲とは，包帯等で被覆すべき創傷面の広さ，または軟膏処置を行うべき広さをいいます。

POINT
- ◎面積は被覆すべき創傷面の広さをいう
- ◎複数ある場合は面積を合算する
- ◎複数の処置が同じ部位に行われた場合は主たるもので算定する

＜面積が関係する処置＞

面　積	創傷処置	熱傷処置	重度褥瘡処置	皮膚科軟膏処置
1. 100cm^{2}未満	52点	135点	90点	0点
2. 100cm^{2}以上～500cm^{2}未満	60点	147点	98点	55点
3. 500cm^{2}以上～3,000cm^{2}未満	90点	270点	150点	85点
4. 3,000cm^{2}以上～6,000cm^{2}未満	160点	504点	280点	155点
5. 6,000cm^{2}以上	275点	1,500点	500点	270点

創傷処置「5」，熱傷処置「4」，「5」について，6歳未満の乳幼児の場合は乳幼児加算として55点を加算します。

● 同一疾病またはこれに起因する病変に対して創傷処置，皮膚科軟膏処置または湿布処置が行われた場合は，それぞれの部位の処置面積を合算し，その合算した広さを，いずれかの処置に係る区分に照らして算定するものとし，併せて算定はできません。

＜消炎鎮痛等処置における湿布処置＞

面　積	点　数
●半肢の大部又は頭部，頸部及び顔面の大部以上にわたる範囲	35点
●上記以外	0点※

※ 基本診療科に含まれる

第4章　診療報酬請求の各項目ポイント〈特掲診療料 ▶ 処置〉

Q70 打撲・捻挫等の固定する方法により算定が異なる？

関節捻挫に対して副木固定を行った場合は，「J000 創傷処置」で算定し，副木は特定保険医療材料の項により算定します。

解説

□副木固定において，特定保険医療材料の請求漏れが見受けられます。材料として保険請求の可能なものを挙げてみます。また，固定術にも複数の項目があります。

POINT
- ◎打撲・捻挫の固定でも処置料が算定可能
- ◎副木を使用した場合は「特定保険医療材料」として算定可能

＜固定に関する処置料＞

- 副木固定→創傷処置に準ずる
- 絆創膏固定術
- 鎖骨又は肋骨骨折固定術
- 矯正固定
- 腰部又は胸部固定帯固定

＜固定に関する医療材料及び加算＞

- 副木（1）軟化成形使用型
- 副木（2）形状賦形型
- 副木（3）ハローベスト
- 副木（4）ヒール
- 腰部，胸部又は頸部固定帯加算

第4章　診療報酬請求の各項目ポイント〈特掲診療料 ▶ 処置〉

Q71 今改定で人工腎臓の算定はどのように変更になったのか？

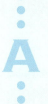

人工腎臓の処置料4区分（慢性維持透析1～3，その他の場合）に変更はなく，そのうちの慢性維持透析1，2は施設基準の届出が必要になりました。通常の人工腎臓では管理が困難な徴候を有する患者の6時間以上の人工腎臓を行った場合には，「長時間加算」が設けられました。
また加算についても，「導入期加算」の施設基準届出規定が設けられ，慢性維持透析濾過加算などの新たな加算が設けられました。

解説

- 透析は，施設の規模や血液透析実施患者数によって効率性が異なっていることから点数が細分化されました。透析用監視装置の台数と1台あたりの患者が，施設基準で定められ，点数設定がされています。
- また，導入期加算は「1」「2」ともに，施設基準が設けられいずれも関連学会の作成した資料等をもとに腎代替療法について十分な説明を行っていることが要件になります。

POINT

◎人工腎臓の施設基準の項目（慢性維持透析を行った場合1，2）
①自院の透析用監視装置の台数
②透析用監視装置1台あたりの患者数の割合
③関係学会の基準に基づいた水質管理
④透析機器安全管理委員会の設置と専任の医師又は専任の臨床工学士の配置
（慢性維持透析「1」は①②のいずれか＋③④，慢性維持透析「2」は①②③④）
◎慢性維持透析3は届出必要なし
◎加算については後出の表「人工腎臓 注の加算一覧」を参照

■人工腎臓の施設基準一覧

人工腎臓		施設基準　別添2様式87の4，2の2，49の3
1 慢性維持透析を行った場合1　届出		次のいずれかに該当する保険医療機関であること。　26台未満
イ 4時間未満の場合	1,980点	イ 透析用監視装置の台数が一定以下の保険医療機関である
ロ 4時間以上5時間未満の場合	2,140点	ロ 透析用監視装置一台あたりのJ038人工腎臓を算定した患者数が一定未満である　3.5未満
ハ 5時間以上の場合	2,275点	
2 慢性維持透析を行った場合2　届出		次のいずれにも該当する保険医療機関であること。　26台以上
イ 4時間未満の場合	1,940点	イ 透析用監視装置の台数が一定以上の保険医療機関である
ロ 4時間以上5時間未満の場合	2,100点	ロ 透析用監視装置の台数に対するJ038人工腎臓を算定した患者数が一定の範囲内である　3.5以上4.0未満
ハ 5時間以上の場合	2,230点	
3 慢性維持透析を行った場合3		慢性維持透析を行った場合1又は慢性維持透析を行った場合2のいずれにも該当しない保険医療機関であること。
イ 4時間未満の場合	1,900点	
ロ 4時間以上5時間未満の場合	2,055点	
ハ 5時間以上の場合	2,185点	
4 その他の場合	1,580点	

（ウォームハーツ資料）

<「人工腎臓」の施設基準に関する透析用監視装置と1台あたりの患者数>

◎透析用監視装置：保険医療機関内に複数の透析室がある場合は，それぞれの透析室の台数を合計する。

入院患者しか使用しない透析室に配置されている透析用監視装置は台数に数えない。

入院患者と外来患者の両方が使用する透析室に配置されていても，入院患者しか使用しない装置は台数に数えない。

◎装置1台当たり　人工腎臓の1から4を算定した患者数割合の数え方：

装置1台に対する実施患者数／1カ月

		透析用監視装置①
月曜日	午前	Aさん
	午後	Bさん
火曜日	午前	Cさん
	午後	Dさん
水曜日	午前	Aさん（再）
	午後	Bさん（再）

装置1台あたりの患者数の割合：4

- （再）…水曜日に再び透析
- 月5回以下の患者は合計しない

■人工腎臓　注の加算一覧

	点数	施設基準等
時間外・休日加算	380点	●午後5時以降に開始 ●午後9時以降に終了 ●休日に実施
導入期加算1	300点	（施設基準） 関連学会の作成した資料又はそれらを参考に作成した資料に基づき，患者ごとの適応に応じて，腎代替療法について，患者に対し十分な説明を行っている
導入期加算2　　加算の再編	400点	（施設基準）以下のすべてを満たしていること ●導入期加算1の施設基準を満たしている ●腹膜透析の指導管理に係る実績がある 　　過去1年間でC102在宅腹膜灌流12回以上算定 ●腎移植の推進に係る取り組みの実績がある 　　相談に応じており，腎移植に向けた手続きを行った※患者が過去2年間で1名以上 ※臓器移植ネットワークに腎臓移植希望者として新規に登録及び生体腎移植が実施され透析を離脱
障害者等加算	140点	著しく人工腎臓が困難な障害者等に対して行った場合
長時間加算　新設	150点	（算定要件） 次に掲げる状態の患者であって，通常の人工腎臓では管理困難な徴候を有するものについて，6時間以上の人工腎臓を行った場合に算定する。 ●心不全徴候を認める，または血行動態の不安定な患者 ●適切な除水，適切な降圧薬管理，適切な塩分摂取管理を行っても高血圧状態が持続する患者 ●高リン血症が持続する患者
慢性維持透析濾過加算　新設	50点	（算定要件） 血液透析濾過のうち，透析液から分離作製した置換液を用いて血液透析濾過を行う （施設基準） 慢性維持透析濾過（複雑なもの）透析液水質確保加算の施設基準を満たしている
透析液水質確保加算	10点	現行の1（8点）が削除，2（20点）の評価が見直された。 　　平成31年3月31日まで経過措置

以下の入院料の包括項目から，腹膜灌流を除外する
●回復期リハビリテーション病棟入院料
●地域包括ケア病棟入院　　　認知症治療病棟は入院60日以内の
●特定一般病棟入院料　　　　J400特定保険医療材料のみ包括除外

（ウォームハーツ資料）

第4章　診療報酬請求の各項目ポイント〈特掲診療料 ▶ 処置〉

Q72 下肢末梢動脈疾患指導管理加算は，人工透析を行っている全員にリスク評価が必要？

処置料の人工腎臓（人工透析）のうち，慢性維持透析を行っている患者さまのみが対象となります。慢性維持透析を行っている患者さま全員に下肢動脈の触診や下垂試験・挙上試験等を「血液透析患者における心血管合併症の評価と治療に関するガイドライン」等に基づき実施する必要があります。

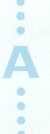

解説

□下肢末梢動脈疾患指導管理加算（100点）は下肢病変の早期発見と早期治療を目的に人工腎臓の加算点数として，平成28年度改定で導入されました。慢性維持透析を行っているすべての患者さまに下肢末梢動脈の重症度等を評価し，療養上必要な指導を行うことが必要です。

□下肢末梢動脈の虚血について定期的に足関節上腕血圧比（ABI）検査や皮膚組織灌流圧（SPP）検査等の検査を行い，異常時には複数診療科をもつ専門医療機関等と連携し早期治療を行うことを評価した項目になります。

□施設基準の届出が必要になります。

> **POINT**
> ◎加算の算定は，慢性維持透析を実施している全員に月1回に限り算定できます。

<施設基準と運用の留意点>

運用は次の①〜③になります。

①慢性維持透析を行っているすべての患者さまに，下肢動脈の触診や下垂試験・挙上試験等を行い，療養上の指導を行うこと

②虚血性病変が疑われる場合にはABI検査またはSPP検査によるリスク評価を行っていること

③ABI検査0.7以下またはSPP検査40mmHg以下の患者さまについては，患者さまや家族に説明を行い，同意を得た上で，専門的な治療体制を有している保険医療機関へ紹介を行っていること。その旨院内掲示を行うことも必要

自院が専門的な治療体制を有している医療機関の要件を満たしている場合には，自院内の専門科と連携を行うことになります。専門的な治療体制とは，次のア〜ウのすべてを標榜している医療機関になります。

　ア．循環器科
　イ．胸部外科または血管外科
　ウ．整形外科，皮膚科または形成外科のいずれか

<カルテ記載>

臨床所見，検査実施日，検査結果及び指導内容等をカルテに記載することが必要です。

＜下肢末梢動脈疾患指導管理加算の施設基準届出様式（別紙様式49の3の2）＞

様式49の3の2

下肢末梢動脈疾患指導管理加算に関する施設基準

※該当する届出事項を○で囲むこと。

1	当該医療機関において慢性維持透析を実施している患者に対し、全例に下肢末梢動脈疾患に関するリスク評価及び指導管理等を行っている （　該当する　・　該当しない　）
2	下肢末梢動脈疾患に関するリスク評価及び指導管理等を行った1月間の患者数 　　（実績期間　　年　　月）　　　　　　　　　　　　　　　　　　　　　　人
3	ＡＢＩ検査0.7以下又はＳＰＰ検査40mmHg以下の患者については、全例に患者や家族に説明を行い、同意を得た上で専門的な治療体制を有している医療機関へ紹介を行っている （　該当する　・　該当しない　）
4	専門的な治療体制を有している医療機関の名称及び当該医療機関が標榜する診療科 名称： ア　循環器科　　　　　　　　循環器科の標榜（　　有　　・　　無　　） イ　胸部外科又は血管外科　　　標榜する診療科（　　　　　　　　　　　　） ウ　整形外科、皮膚科又は形成外科　標榜する診療科（　　　　　　　　　　）
5	「4」に定める医療機関に係る院内掲示の有無　　　　　（　　有　　・　　無　　）

［記載上の注意］
1　「4」について、当該届出医療機関が専門的な治療体制を有している医療機関の要件を満たしている場合、自院の所在地及び名称を記入すること。

> **施設基準届出に留意**
> 届出日により，算定実施月が異なります。
> ●1日に届出を行った場合⇒当月より算定可能
> ●2日に届出を行った場合⇒翌月より算定

第4章 診療報酬請求の各項目ポイント〈特掲診療料 ▶ 処置〉

Q73 疣贅・軟属腫の処置点数は異なる？

尋常性疣贅及び老人性疣贅等の処置には「いぼ焼灼法」と「いぼ等冷凍凝固法」があります。軟属腫，伝染性軟属腫においては「軟属腫摘除」があります。いずれも疣贅や軟属腫の数に応じて算定点数が異なります。

解説

□「いぼ焼灼法」，「いぼ等冷凍凝固法」，「軟属腫摘除」における箇所とは単にいぼや軟属腫を摘出した数をいいます。部位の数ではありません。

POINT

◎ 疣贅に関しては「いぼ焼灼法」または「いぼ等冷凍凝固法」で算定する

◎ 軟属腫に関しては「軟属腫摘除」で算定する

＜疣贅に関する算定＞

- いぼ焼灼法　　　3か所以下　……………………　210点
　　　　　　　　　4か所以上　……………………　260点

- いぼ等冷凍凝固法　3か所以下　……………………　210点
　　　　　　　　　4か所以上　……………………　270点

＜軟属腫に関する算定＞

- 軟属腫摘除　　　10か所未満　……………………　120点
　　　　　　　　　10か所以上30か所未満　……　220点
　　　　　　　　　30か所以上　……………………　350点

＜鶏眼・胼胝に関する算定＞

- 鶏眼・胼胝処置　　　　………………………………　170点
　同一部位について範囲にかかわらず月2回を限度

第4章　診療報酬請求の各項目ポイント〈特掲診療料 ▶ 処置〉

Q74 四肢ギプス包帯の算定は1肢ごと？

四肢ギプス包帯は，基本的には左右を別部位として，片側ごとに算定できます。

解説

□処置の点数には「1肢につき」,「1回につき」,「1日につき」,「月1回のみ」などがあります。それぞれ該当する項目により注意するポイントが異なります。四肢ギプス包帯は「片側」の記載がある区分については左右別々に片側ごとに算定できます。

POINT

◎ 左右は別部位とする
◎ ギプスの面積に応じ半肢，1肢などで算定点数が異なる
◎ シャーレや修理などでも算定できる

＜四肢ギプス包帯＞

名　称	点　数
鼻ギプス	310点
手指及び手，足（片側）	490点
半肢（片側）	780点
内反足矯正ギプス包帯（片側）	1,140点
上肢，下肢（片側）	1,200点
体幹から四肢にわたるギプス包帯（片側）	1,840点

- 四肢ギプス包帯ではプラスチックギプス加算（所定点数の20/100）はできません。
- ギプスは手術と同日においても算定できます。
- 緊急処置における時間外等の加算も算定できます。
- 6歳未満の乳幼児は，乳幼児加算として所定点数の55/100の加算ができます。

＜四肢ギプス加工料＞

ギプスシャーレ（切割使用）	所定点数の20/100
ギプス修理料	所定点数の10/100
ギプス除去料（他院で施行したギプスのみ）	所定点数の10/100

＜その他のギプス（2018年改定分）＞

名　称	点　数
体幹ギプス包帯	1,500点
斜頸矯正ギプス包帯	1,670点
先天性股関節脱臼ギプス包帯	2,400点
脊椎側弯矯正ギプス包帯	3,440点

第4章　診療報酬請求の各項目ポイント〈特掲診療料▶処置〉

Q75 関節穿刺等対象部位を左右に行った場合，それぞれ算定できる？

関節穿刺のように左右が存在する場合の算定は，各処置で算定方法が違います。処置の場合は「特に規定する場合」を除き「両側」に係る点数が掲載されています。

解 説

□「特に規定する場合」とは，処置名の末尾に「片側」，「1肢につき」等と記入したものをいいます。両眼に異なる疾患を有し，それぞれ異なった処置を行った場合は，その部分についてそれぞれ別に算定できます。

POINT

◎ 処置の点数は基本的には両側の点数
◎ 特に規定する処置に限り両側で行えばそれぞれ算定できる

＜特に規定する処置とは＞

- 関節穿刺（片側）
- 腎盂洗浄（片側）
- 鼓室処置（片側）
- 耳管処置（1）カテーテルによる耳管通気法（片側）
- 副鼻腔手術後の処置（片側）
- 鼓室穿刺（片側）
- 上顎洞穿刺（片側）
- 唾液腺管洗浄（片側）
- 副鼻腔洗浄又は吸引（注入を含む）（片側）
- 耳管ブジー法（片側）
- 唾液腺管ブジー法（片側）
- 粘（滑）液嚢穿刺注入（片側）
- 四肢ギプス包帯（2）手指，足（片側）
- 〃　　　（3）半肢（片側）
- 〃　　　（4）内反足矯正ギプス包帯（片側）
- 〃　　　（5）上肢，下肢（片側）
- 〃　　　（6）体幹から四肢にわたるギプス包帯（片側）
- 鎖骨ギプス包帯（片側）
- 治療装具の採型ギプス（1肢につき）
- 練習用仮義足又は仮義手（1肢につき）
- 義肢装具採寸法（1肢につき）
- 治療装具採型法（1肢につき）

第4章　診療報酬請求の各項目ポイント〈特掲診療料▶処置〉

介達牽引を腰，消炎鎮痛等処置を肩と，部位が異なる場合は，それぞれ算定可能？

介達牽引，矯正固定または変形機械矯正術及び消炎鎮痛等処置，腰部または胸部固定帯固定，低出力レーザー照射または肛門処置を併せて行った場合は，主たるものいずれかの所定点数のみにより算定します。

□介達牽引や消炎鎮痛等処置はいずれも「1日につき」で算定する項目であり，また同じような効果を期待する整形外科的処置に該当します。同じ目的や効果を期待する処置などは通常主たるもののみ算定します。

POINT

◎介達牽引と消炎鎮痛等処置は主たるもののみ
◎矯正固定と消炎鎮痛等処置は主たるもののみ
◎変形機械矯正術と消炎鎮痛等処置は主たるもののみ
◎他にも同一日の算定の規定あり
◎労務災害の場合は，同時に複数部位を算定できる項目あり

＜2種以上の処置を同一日に行った場合＞

喀痰吸引，内視鏡下気管支分泌物吸引，干渉低周波去痰器による喀痰排出，間歇的陽圧吸入法，鼻マスク式補助換気法，体外式陰圧人工呼吸器治療，ハイフローセラピー，高気圧酸素治療，インキュベーター，人工呼吸，持続陽圧呼吸法，間歇的強制呼吸法，気管内洗浄（気管支ファイバースコピーを使用した場合を含む），ネブライザー，超音波ネブライザーを同一日に行った場合は主たるものの所定点数のみにより算定する。

間歇的陽圧吸入法，鼻マスク式補助換気法，体外式陰圧人工呼吸器治療，ハイフローセラピー，インキュベーター，人工呼吸，持続陽圧呼吸法，間歇的強制呼吸法又は気管内洗浄（気管支ファイバースコピーを使用した場合を含む）と同一日に行った酸素吸入，突発性難聴に対する酸素療法又は酸素テントの費用はそれぞれの所定点数に含まれており，別に算定できない。

第4章　診療報酬請求の各項目ポイント〈特掲診療料 ▶ 手術・麻酔〉

手術を行った時間や年齢で点数が異なる？

手術は執刀した時間により，麻酔はそれぞれの規定により加算があります。また6歳未満の乳幼児に対して手術を行った場合は，時間内であっても加算があります。

解 説

□手術や麻酔を開始した時間が時間外・休日・深夜に該当する場合は，手術料に時間外等の加算をすることが可能です。さらに6歳未満であれば乳幼児加算を重複して加算することができます。また，初診料や再診料にも時間外等の加算を行います。

POINT

- ◎手術や麻酔は施行時間帯により時間外等の加算あり
- ◎6歳未満の手術は乳幼児加算あり
- ◎診察料（初診・再診料）にも時間外等の加算あり
- ◎神経ブロック（麻酔の加算）にも加算ができる

＜手術の時間外等加算２＞

●時間外等一覧表（時間外等加算２※）

	6歳以上	幼児（3～5歳）	乳幼児（0～2歳）
時間内	なし	1.5倍	2倍
時間外	1.4倍	1.9倍	2.4倍
休　日	1.8倍	2.3倍	2.8倍
深　夜	1.8倍	2.3倍	2.8倍

※平成26年の診療報酬改定で，手術における時間外等加算が「1」及び「2」の2段階に分かれました。時間外等加算「1」については施設基準届出の必要があり，主に救急等の病院に限定されるため，本項では時間外等加算「2」のみ解説しています。

＜麻酔の時間外等加算＞

●時間外等一覧表

	3歳以上	幼児（1～2歳）	乳児（0歳）
時間内	なし	1.2倍	1.5倍
時間外	1.4倍	1.6倍	1.9倍
休　日	1.8倍	2.0倍	2.3倍
深　夜	1.8倍	2.0倍	2.3倍

●他にも新生児加算や手術時体重，未熟児加算もありますがここでは省略します。

第4章 診療報酬請求の各項目ポイント〈特掲診療料 ▶ 手術・麻酔〉

手術に使用した医療材料等の留意事項は？

手術等に使用した材料のうち保険算定できるのは，厚生労働大臣が定めた「特定保険医療材料」のみです。

□手術で使用した材料は，厚生労働大臣が定めた特定保険医療材料に限り算定することができます。それ以外の衛生材料等は算定できません。また患者さまに実費で負担いただくこともできません。

POINT

- ◎特定保険医療材料のみ算定可能
- ◎特定保険医療材料以外の医療材料は算定不可
- ◎衛生材料も算定不可
- ◎薬剤である外皮用殺菌剤も手術時は算定不可

＜特定保険医療材料の価格＞

この場合，医療材料を購入した際に発生する消費税は請求金額（点数）に含まれません。

＜請求できない特定保険医療材料以外の材料とは＞

- 衛生材料（ガーゼ，包帯，弾力包帯，脱脂綿，絆創膏等）
- 縫合糸等
- 医療材料（厚生労働大臣が規定するもの以外）

＜算定例＞

10歳の患者。右前腕骨骨折に対して整復を行った。
　骨折非観血的整復術（前腕）…………1,780点
　副木（1）軟化成形使用型②上肢用………174点
　（骨折非観血的整復術の際に副木を使用した場合には，副木の費用は別に算定できる）

第4章　診療報酬請求の各項目ポイント〈特掲診療料 ▶ 手術・麻酔〉

Q79 手術を行った傷等の長さ・深さ・部位によって点数が異なる項目がある？

手術によっては，創傷や腫瘍の長径，深さ，露出部かどうかによって点数に違いがあります。特に顔面・頭部の露出部に関しては細かい規定があります。

解説

□創傷処理，皮膚切開術，皮膚，皮下腫瘍摘出術等では長径に応じ点数が異なります。さらに創傷処理は深さ，露出部かどうかで細かく点数が分かれます。他にも内視鏡的ポリープ切除術にも腫瘍の大きさが関連します。

□平成28年度改定により，一部の項目で区分の見直しがありました。

POINT

- ◎創傷，腫瘍の大きさで点数が異なる
- ◎筋肉・臓器に達する深さで点数が異なる
- ◎露出部・露出部以外で点数が異なる
- ◎観血・非観血で点数が異なる

＜点数の比較＞

● 創傷処理（6歳以上）（K000）

創傷処理	筋肉，臓器に達する※	達しない
長径5cm未満	1,250点	470点
長径5cm以上～10cm未満	1,680点	850点
長径10cm以上		1,320点
頭頸部のもの（長径20cm以上）	8,600点	
その他	2,400点	
真皮縫合加算（露出部のみ）	＋460点	＋460点
デブリードマン加算	＋100点	＋100点

● 小児創傷処理（6歳未満）（K000-2）（別途乳幼児加算ができます）

小児創傷処理	筋肉，臓器に達する※	達しない
長径2.5cm未満	1,250点	450点
長径2.5cm以上～5cm未満	1,400点	500点
長径5cm以上～10cm未満	2,220点	950点
長径10cm以上	3,430点	1,740点
真皮縫合加算（露出部のみ）	＋460点	＋460点
デブリードマン加算	＋100点	＋100点

※ 創傷処理及び小児創傷処理における「筋肉，臓器に達する」とは，単に創傷の深さを指すものではなく，筋肉，臓器に何らかの処理を行った場合が該当します。

● 皮膚，皮下，粘膜下血管腫摘出術（K003及びK004）

皮膚，皮下，粘膜血管腫摘出術	K003露出部	K004露出部以外
長径3cm未満	3,480点	2,110点
長径3cm以上～6cm未満	9,180点	4,070点
長径6cm以上	17,810点	11,370点

● 皮膚，皮下腫瘍摘出術（K005）

皮膚，皮下腫瘍摘出術	K005露出部
長径2cm未満	1,660点
長径2cm以上～4cm未満	3,670点
長径4cm以上	4,360点

● 皮膚，皮下腫瘍摘出術（K006）

皮膚，皮下腫瘍摘出術	K006露出部以外
長径3cm未満	1,280点
長径3cm以上～6cm未満	3,230点
長径6cm以上12cm未満	4,160点
長径12cm以上	8,320点

● 鶏眼・胼胝切除術（縫合を伴うもの）（K006-2）

鶏眼・胼胝切除術	K006-2露出部
長径2cm未満	1,660点
長径2cm以上～4cm未満	3,670点
長径4cm以上	4,360点

● 鶏眼・胼胝切除術（縫合を伴うもの）（K006-3）

鶏眼・胼胝切除術	K006-3露出部以外
長径3cm未満	1,280点
長径3cm以上～6cm未満	3,230点
長径6cm以上	4,160点

● 皮膚切開術（K001）

皮膚切開術	点数
長径10cm未満	470点
長径10cm以上～20cm未満	820点
長径20cm以上	1,470点

● 骨折非観血的整復術（K044）

骨折手術	K044非観血的整復術
肩甲骨，上腕，大腿	1,600点
前腕，下腿	1,780点
鎖骨，膝蓋骨，手，足その他	1,440点

● 骨折観血的手術（K046）

骨折手術	K046観血的手術
肩甲骨，上腕，大腿	18,810点
前腕，下腿，手舟状骨	15,980点
鎖骨，膝蓋骨，手（舟状骨を除く），足，指（手，足），その他	11,370点

●露出部とは

　上肢… 肘関節以下

　下肢… 膝関節以下（踵部，足底部を含む）

　頸部… すべて可能

　頭部… 額のみ可能（毛髪部位は露出部とはなりません）

●真皮縫合加算やデブリードマン加算

　Q80 で説明します。

第4章　診療報酬請求の各項目ポイント〈特掲診療料 ▶ 手術・麻酔〉

創傷処理の部位や縫合の方法で点数に差異がある？

露出部等の部位の違いにより点数が違うことは前項（**Q79**）で説明しましたが，縫合の方法などにより創傷処理には加算があります。

□創傷処理には「注加算」という「真皮縫合加算」と「デブリードマン加算」があります。これは所定点数に加算できる項目ですので，時間外等に行った場合はこの「注加算」も所定点数となります。

POINT

◎ 真皮縫合加算は「露出部」のみを対象とする
◎ デブリードマン加算は局所麻酔等を行って実施される程度の場合にのみ加算できる

＜点数の比較＞

● 創傷処理の注意事項

① 創傷が数か所あり，これを個々に縫合する場合は，近接した創傷についてはそれらの長さを合計して1つの創傷として取り扱い，他の手術の場合に比べて著しい不均衡を生じないようにする。

② 真皮縫合は露出部に行った場合にのみ加算できる。

③ デブリードマン加算は，汚染された挫滅創に対して行われるブラッシング又は汚染組織の切除等であって，通常麻酔下で行われる程度のものを行った場合に限り算定できる。

〈例1〉

30歳の患者の挫滅創（大腿部）に「筋肉に達する3cmの真皮縫合」と「局麻でブラッシング」を行った場合

創傷処理（1）…………… 1,250点　　　　　　　　　　　　
真皮縫合加算　………… 大腿部は算定不可　｝合計　1,350点
デブリードマン加算　… 100点

〈例2〉

休日に来院した30歳の患者の創傷（頬部）に「筋肉に達しない2cmの真皮縫合」を行った場合

創傷処理（4）…………… 470点　　　　　休日加算
真皮縫合加算　………… 460点　　　　　Q77参照
合　計　　　　　　　　930点×1.8＝1,674点

〈例3〉

休日に来院した2歳の患者の挫滅創（前腕部）に「筋肉に達する3cmの真皮縫合」と「局麻でブラッシング」を行った場合

小児創傷処理（2）…… 1,400点　　　　　乳幼児の休日加算
真皮縫合加算　………… 460点　　　　　Q77参照
デブリードマン加算　… 100点
合　計　　　　　　　1,960点×2.8＝5,488点

第4章　診療報酬請求の各項目ポイント〈特掲診療料 ▶ 手術・麻酔〉

Q81 内視鏡による手術料の算定は部位（臓器）により異なる？

非観血的に行う内視鏡手術は同じポリープ切除においても部位（臓器）により点数が異なります。また早期悪性腫瘍かどうかでも点数は異なります。

解説

□内視鏡や関節鏡または腹腔鏡を使用した手術は部位により点数が異なります。内視鏡的大腸ポリープ・粘膜切除術のようにポリープの長径に応じて算定する点数が異なる場合もあります。また，いずれの点数にも内視鏡検査等の点数が含まれます。

POINT

- ◎内視鏡による手術料は臓器により点数が異なる
- ◎臓器においても，早期悪性腫瘍と区別される
- ◎ポリープにおいては長径で点数が異なる

＜参考・内視鏡等を用いる手術＞

★…施設基準の届出が必要

● 食道に関する内視鏡手術

名　称		点　数
K526	食道腫瘍摘出術（内視鏡によるもの）	8,480点
K526-2	内視鏡的食道粘膜切除術 　1．早期悪性腫瘍粘膜切除術 　2．早期悪性腫瘍粘膜下層剥離術	 8,840点 22,100点
K526-3	内視鏡的表在性食道悪性腫瘍光線力学療法	12,950点
K526-4	内視鏡的食道悪性腫瘍光線力学療法	14,510点
K529-3	縦隔鏡下食道悪性腫瘍手術	109,240点
K530-3	内視鏡下筋層切開術★	11,340点
K533	食道・胃静脈瘤硬化療法（内視鏡によるもの）	8,990点
K533-2	内視鏡的食道・胃静脈瘤結紮術	8,990点

● 胃に関する内視鏡手術

名　称		点　数
K647-3	内視鏡下胃，十二指腸穿孔瘻孔閉鎖術	10,300点
K651	内視鏡的胃，十二指腸ステント留置術	9,210点
K653	内視鏡的胃，十二指腸ポリープ・粘膜切除術 　1．早期悪性腫瘍粘膜切除術 　2．早期悪性腫瘍粘膜下層剥離術 　3．早期悪性腫瘍ポリープ切除術 　4．その他のポリープ・粘膜切除術	 6,460点 18,370点 6,230点 5,200点
K653-2	食道・胃内異物除去摘出術（マグネットカテーテル）	3,200点
K653-3	内視鏡的食道及び胃内異物摘出術	3,250点
K653-4	内視鏡的表在性胃悪性腫瘍光線力学療法	6,460点
K654	内視鏡的消化管止血術	4,600点

● 結腸，直腸に関する内視鏡手術

名　称	点　数
K721　　内視鏡的大腸ポリープ・粘膜切除術 　　　　　1．長径2cm未満 　　　　　2．長径2cm以上	5,000点 7,000点
K721-3　内視鏡的結腸異物摘出術	5,360点
K721-4　早期悪性腫瘍大腸粘膜下層剥離術★	22,040点
K722　　小腸結腸内視鏡的止血術	10,390点

- K721「内視鏡的大腸ポリープ・粘膜切除術」は以下の点に注意して下さい。
  ① 手術料とは別に内視鏡検査料は同時に算定できない。
  ② 長径とは，ポリープの長径または粘膜切除範囲とする。
  ③ 複数のポリープを同時に切除した場合は以下の点数で算定する。
  　　1) 長径1cmのポリープを3個切除　　→「1」の5,000点×1
  　　　　1cm×3個＝長径3cmの算定ではない
  　　　　1cmのポリープ＝長径2cm未満で算定
  　　2) ①長径2cmのポリープを1個と②長径1cmのポリープを
  　　　　　　2個同時に切除　　→「2」の7,000点×1
  　　　（①において長径2cmとなるので「2」長径2cm以上7,000点の算定となる）
  ④ 内視鏡的止血術の手技料は当該手術点数に含まれ同時に算定できない。ただし，手術の翌日等に止血を行った場合など，同時に施行した場合でなければ「内視鏡的止血術」は算定できる。

＜参考・内視鏡検査＞

鎮静薬を用いて内視鏡検査を行う場合は，モニター等で患者の全身状態の把握を行うこととなっており，実施される
① 心電図，② 呼吸心拍監視，③ 経皮的動脈血酸素飽和度測定
について各算定要件を満たしていれば，それぞれ算定できる。

第4章 診療報酬請求の各項目ポイント〈特掲診療料 ▶ 手術・麻酔〉

Q82 同一日，異なる部位の神経ブロックは，それぞれ算定できる？

同一の目的のために2種類以上の麻酔を行っている場合の麻酔料及び神経ブロック料は，主たる麻酔の所定点数のみで算定します。

解説

□同一名称の神経ブロックを複数箇所に行った場合は，主たるもののみ算定します。また，2種類以上の神経ブロックを行った場合においても，主たるもののみ算定します。

POINT

◎同一の目的で行った神経ブロックは主たるもののみ算定する

◎同一日に神経ブロックと同時に行われたトリガーポイント注射や神経幹内注射は，部位にかかわらず別に算定できない

◎神経ブロックに先立って行われるエックス線透視や造影等に要する費用は，神経ブロックの所定点数に含まれる

◎神経根ブロックに先立って行われる超音波検査については，神経根ブロックの所定点数に含まれる

＜神経ブロックにおける注意事項＞

● 神経ブロックとは

主として末梢の脳脊髄神経節，脳脊髄神経，交感神経節等に局所麻酔剤，ボツリヌス毒素もしくはエチルアルコール（50％以上）及びフェノール（2％以上）等の神経破壊剤の注入又は高周波凝固法により神経内の刺激伝達を遮断することをいう。

● 神経ブロックにおいて

疼痛管理を専門としている医師又はその経験のある医師が，原則として上記薬剤を使用した場合に算定する。ただし，医学的な必要性がある場合には局所麻酔剤又は神経破壊剤とそれ以外の薬剤を混合注射した場合においても神経ブロックとして算定できる。（この場合において，レセプトの摘要欄に医学的必要性を記載する）

● 算定の回数

神経破壊剤又は高周波凝固法使用によるものは，月1回に限り算定する。（ただし癌性疼痛患者は除く）

● 局所麻酔剤等と神経破壊剤の同一月算定

L100局所麻酔剤又はボツリヌス毒素により神経ブロックの有効性が確認された後に，L101神経破壊剤又は高周波凝固法を用いる場合に限り同一月にそれぞれを算定できる。

● 2種類以上の神経ブロック

同一名称の神経ブロックを複数か所に行った場合は，主たるもののみ算定する。また，2種類以上の神経ブロックを行った場合においても主たるもののみ算定する。

- ●神経ブロックの準備段階において

  神経ブロックに先立って行われるエックス線透視や造影等に要する費用は，神経ブロックの所定点数に含まれ，別に算定できない。

  神経根ブロックに先立って行われる超音波検査も別に算定できない。

- ●神経根ブロック

  原則として外来患者に対する神経根ブロックの算定は認められる。

  【留意事項】神経根を特定して神経ブロックを行うためには，造影又は透視下に正確に神経根を特定しなければならず，こうした処置が神経ブロックと同時に行われている必要がある。

- ●トリガーポイント注射

  トリガーポイント注射と神経幹内注射は同時に算定できない。

- ●仙骨部硬膜外ブロック

  原則として陳旧例であっても，しばしば再発，症状の増悪を繰り返す「坐骨神経痛」に対し，仙骨部硬膜外ブロックは認められる。

- ●星状神経節ブロック

  アレルギー性鼻炎に対し，星状神経節ブロックは認められない。

  【留意事項】医学的根拠に乏しいため現状では認められない。

診療報酬請求の各項目ポイント〈特掲診療料 ▶ 検査・病理診断〉

院内で検査施行または当日検査結果が必要な検査項目とは？

検査によっては，当該院内において実施された場合のみ算定できる項目があります。検査を外部委託されている医療機関においては以下の検査項目には注意が必要です。

□当該保険医療機関内において実施された場合にのみ算定できる項目は，以下の6項目です。

POINT

◎尿中一般物質定性半定量検査

◎尿沈渣（鏡検法）

◎尿沈渣（フローサイトメトリー法）

◎赤血球沈降速度（ESR）

◎血液ガス分析

◎先天性代謝異常症検査

● 尿中一般物質定性半定量検査
　①試験紙，アンプルもしくは錠剤を用いて検査する場合又は試験紙等を比色計等の機器を用いて当該保険医療機関において測定する場合に算定できる。

● 尿沈渣（鏡検法）
　①赤血球，白血球，上皮細胞，各種円柱，類円柱，粘液系，リポイド，寄生虫等の無染色標本検査の全てを含む。
　②尿中一般物質定性半定量検査もしくは尿中特殊物質定性定量検査において何らかの所見が認められ，又は診察の結果からその実施が必要と認められて実施した場合に算定できる。
　③委託契約等により実施されている場合
　　→当該保険医療機関外で実施された検査の結果報告を受けるのみの場合は算定不可
　　→当該保険医療機関内で実施された検査について，その検査結果が速やかに報告されるような場合は算定可能

● 尿沈渣（フローサイトメトリー法）
　①赤血球，白血球，上皮細胞，円柱及び細菌を同時に測定した場合に算定できる。
　②尿中一般物質定性半定量検査もしくは尿中特殊物質定性定量検査において何らかの所見が認められ，又は診察の結果からその実施が必要と認められて当該保険医療機関内で実施した場合に算定できる。

● 赤血球沈降速度（ESR）
　①委託契約等により実施されている場合
　　→当該保険医療機関外で実施された検査の結果報告を受けるのみの場合は算定不可
　　→当該保険医療機関内で実施された検査について，その検査結果が速やかに報告されるような場合は算定可能
　②赤血球沈降速度（ESR）とC反応性蛋白（CRP）を同一検体で併施した場合それぞれの点数を算定できる。

③初診時以外で「高血圧症」のみの病名に対する赤血球沈降速度（ESR）の算定は認められない。

●血液ガス分析

①所定点数には，Na，K，Cl，pH，PO_2，PCO_2，HCO_3^- が含まれており，測定項目数にかかわらず，所定点数のみより算定する。なお，同時に行ったHbについては算定しない。

②委託契約等により実施されている場合
→当該保険医療機関外で実施された検査の結果報告を受けるのみの場合は算定不可
→当該保険医療機関内で実施された検査について，その検査結果が速やかに報告されるような場合は算定可能

③在宅酸素療法を実施している入院施設を有しない診療所が，緊急時に必要かつ，密接な連携を取り得る入院施設を有する他の保険医療機関において血液ガス分析を行う場合であって，採血後速やかに検査を実施し，検査結果が速やかに当該診療所に報告された場合にあっては算定できる。

●先天性代謝異常症検査

当該保険医療機関内において，当該検査を行った場合に患者1人につき月1回に限り算定する。

第4章 診療報酬請求の各項目ポイント〈特掲診療料▶検査・病理診断〉

Q84 検査結果を当日文書で情報提供を行った場合に算定できる項目は？

検査結果を，検査当日に文書で患者さまに説明を行った場合は「外来迅速検体検査加算」を算定することができます。ただし，対象検査が決まっています。

□規定の検体検査において，検査を実施したその日のうちに，検査結果を説明したうえで文書で情報提供し，結果に基づく診療が行われた場合，算定ができます。

POINT

◎検査当日に文書で説明を行うこと
◎カルテに文書で説明した旨の記載が必要
◎検体検査のうち対象項目を確認
◎1日に5項目まで算定可能

●外来迅速検体検査加算のポイント

①外来患者に対して，下記の検体検査を行った場合を対象とする。
②検査結果は，文書で説明を行い，結果に基づく診療が行われる。
③加算は1日につき5項目を限度とする[※]。
④同日に「時間外緊急院内検査加算」を算定している場合は，当該加算は算定できない。
⑤規定の検査を行い，同日内に結果が出るものと，出ないものが混在する場合は，行った規定検査の全ての結果を報告した場合のみ算定できる。
⑥1日に2回の採血で行われた検査であっても，併せて1日5項目を限度として算定する[※]。

[※] ただし，医学的に必要があり検体検査実施料がそれぞれ算定できる場合には加算できるケースがある。

＜外来迅速検体検査加算の対象項目＞

分　類	対象検査名
尿糞便等検査	D000　　　尿中一般物質定性半定量検査 D002　　　尿沈渣（鏡検法） D003「7」　糞便中ヘモグロビン
血液学的検査	D005「1」　赤血球沈降速度（ESR） 　　「5」　末梢血液一般検査 　　「9」　HbA1c D006「2」　プロトロンビン時間（PT） 　　「11」　フィブリン・フィブリノゲン分解産物（FDP）定性 　　　〃　　　　　　〃　　　　　　　　　　　　半定量 　　　〃　　　　　　〃　　　　　　　　　　　　定量 　　「17」　Dダイマー
生化学的検査（Ⅰ）	D007「1」　総BiL, TP, アルブミン, BUN, クレアチニン, UA, ALP, ChE, γ-GT, TG, Na及びCl, K, Ca, グルコース, LD, CK 　　「3」　HDL-Cho, T-Cho, AST, ALT 　　「4」　LDL-Cho 　　「18」　グリコアルブミン

分　類	対象検査名
生化学的検査（Ⅱ）	D008「9」　TSH 　　　「14」　FT$_4$, FT$_3$ D009「2」　CEA 　　　「3」　AFP 　　　「8」　PSA, CA19-9
免疫学的検査	D015「1」　CRP
微生物学的検査	D017「3」　細菌顕微鏡検査（その他のもの）

〈例1〉

外来患者に下記検査を実施し結果に基づく診療を行う（結果文書提供）

　　　尿検査（蛋白, 糖, pH）と
　　　血液学検査（赤血球数, 白血球数, Hb, Ht）
　　　生化学検査（TP, AST, ALT, BUN, クレアチニン）

レセプト請求上の名称を上記の表に当てはめると

　　　尿検査　………　尿中一般物質定性半定量検査（1項目）
　　　血液学　………　末梢血液一般検査（1項目）
　　　生化学　………　TP, AST, ALT, BUN, クレアチニン（5項目）

合計7項目の検査結果を説明したことになります。

ただし「外来迅速検体検査加算」は1日につき5項目を限度としますので合計は10点×5項目＝50点を算定することになります。

〈例2〉

爪白癬の外来患者に検査を実施し結果に基づく診療を行う（結果文書提供）

　　　微生物学的検査（細菌顕微鏡検査, その他のもの）

レセプト請求上の名称を上記の表に当てはめると

　　　微生物　………　細菌顕微鏡検査（その他のもの）

「外来迅速検体検査加算」を10点×1項目＝10点を算定します。

第4章　診療報酬請求の各項目ポイント〈特掲診療料▶検査・病理診断〉

尿沈渣と尿の細菌顕微鏡検査は同時に算定不可？

尿において「尿沈渣（鏡検法）」または「尿沈渣（フローサイトメトリー法）」と「細菌顕微鏡検査」を同時に施行した場合は主たる検査のみ算定します。

解説

□尿を検体として「尿沈渣（鏡検法）」または「尿沈渣（フローサイトメトリー法）」及び「細菌顕微鏡検査」を実施した場合は主たる項目しか算定できません。どちらか一方の検査料のみ算定することになります。

POINT

- ◎尿沈渣（鏡検法）または「尿沈渣（フローサイトメトリー法）」と尿の細菌顕微鏡検査は主たる項目のみ算定する
- ◎主たるとは，判断料を考慮して高点数を選択することができる
- ◎レセプト摘要欄には用いた検体の種類を記載する

- ●D002　　尿沈渣（鏡検法）　27点
  判断料　…　尿糞便等検査34点
- ●D002-2　尿沈渣（フローサイトメトリー法）　24点
  判断料　…　尿糞便等検査34点
- ●D017　　尿の細菌顕微鏡検査（その他のもの）　61点
  判断料　…　微生物学的検査150点

〈例1〉尿沈渣（フローサイトメトリー法）と尿の細菌顕微鏡検査を同時に実施した場合
　　　→細菌顕微鏡検査61点と微生物学的検査判断料150点の合計211点で請求することが可能。
- 用いた検体の種類をレセプトの摘要欄に記載することが必要です。

〈例2〉尿沈渣（鏡検法）と尿の細菌顕微鏡検査と尿の細菌培養同定検査を実施した場合
　　　→尿沈渣顕微鏡検査27点と尿糞便等検査判断料34点と
　　　→尿の細菌培養同定検査170点と微生物学的検査判断料150点の合計381点で請求することが可能。
- 尿沈渣と尿の細菌顕微鏡検査を同時に請求しない算定ルールと同時に判断料との組み合わせにより請求内容を考慮することが必要です。

第4章 診療報酬請求の各項目ポイント〈特掲診療料▶検査・病理診断〉

審査で査定減点になりやすい算定に制限がある内容とは？

検査には数か月に1回のみの算定や，月に1回のみの算定または前項のように他の検査と同時に行った場合はどちらか一方のみ等様々な規定があります。

□検査には毎月測定しても実際には顕著に数字に反映されない項目等があります。その場合には数か月に1回しか算定できなかったり，レセプトの摘要欄に前回の検査月日を記載するルールなどがあります。

POINT

- ◎ 数か月に1回のみ
- ◎ 月1回のみ
- ◎ 転帰までに1回のみ
- ◎ 複数項目実施した場合に主たる項目のみ　等

＜参考・原則数か月に１回算定の検査＞

複数月	区分番号	検査名称
2月に1回	D265-2	角膜形状解析検査（角膜移植後の場合）
	D291-3	内服・点滴誘発試験
3月に1回	D001「8」	アルブミン定量（尿）
	D001「9」	トランスフェリン（尿）
	D001「16」	Ⅳ型コラーゲン（尿）
	D001「18」	L型脂肪酸結合蛋白（L-FABP）（尿）
	D007「8」	マンガン（Mn）
	D007「26」	リポ蛋白(a)
	D007「31」	ペントシジン
	D007「33」	シスタチンC
	D007「46」	レムナント様リポ蛋白コレステロール（RLP-C）
	D007「49」	マロンジアルデヒド修飾LDL（MDA-LDL）
	D007「61」	1,25-ジヒドロキシビタミンD_3
	D007「62」	25-ヒドロキシビタミンD
	D009「8」	前立腺特異抗原（PSA）
	D014「15」	抗RNAポリメラーゼⅢ抗体（腎クリーゼのリスクが高い者，腎クリーゼ発症後の者）
	D014「23」	抗シトルリン化ペプチド抗体定性（陰性の場合）
		抗シトルリン化ペプチド抗体定量（陰性の場合）
	D023「7」	EBウイルス核酸定量（臓器移植後の患者で，移植後1年以上経過した場合）
	D023「17」	HIVジェノタイプ薬剤耐性
	D215-2	肝硬度測定
	D215-3	超音波エラストグラフィー
	D222-2	経皮的酸素ガス分圧測定

複数月	区分番号	検査名称
3月に1回	D258-2	網膜機能精密電気生理検査（多局所網膜電位図）
	D261「1」	屈折検査「6歳未満の場合」（弱視，不同視等が疑われる場合）
4月に1回	D217	骨塩定量検査
6月に1回	D006-6	免疫関連遺伝子再構成
	D007「24」	総カルニチン，遊離カルニチン
	D007「32」	イヌリン
	D008「23」	Ⅰ型コラーゲン架橋N-テロペプチド（NTX）（骨粗鬆症の場合）
		酒石酸抵抗性酸ホスファターゼ（TRACP-5b）
	D008「25」	低カルボキシル化オステオカルシン（ucOC）
	D008「29」	Ⅰ型コラーゲン架橋C-テロペプチド-β異性体（β-CTX）（尿）
	D008「30」	Ⅰ型コラーゲン架橋C-テロペプチド-β異性体（β-CTX）
	D008「35」	デオキシピリジノリン（DPD）（尿）
	D237	終夜睡眠ポリグラフィー「1」「2」（C107-2在宅持続陽圧呼吸療法指導管理料を算定の場合）
	D286-2	イヌリンクリアランス測定
1年に1回	D001「13」	ミオイノシトール（尿）
年に4回	D211-3	時間内歩行試験
	D211-4	シャトルウォーキングテスト

<レセプトの記載要綱>

上記のように複数月に1回又は1年に1回のみとされている検査を実施した場合は，レセプトの摘要欄に前回の実施日（初回の場合は初回である旨）を記載します。

〈例〉D007「33」シスタチンCの算定

＜初回 30年4月25日検査実施＞　（初回は初回コメント）

60	*シスタチンC（初回：平成30年4月25日）　　121×1 （その他検査省略）

Q：3月に1回とは2回目の検査可能はいつから？
A：7月1日〜請求可能

＜2回目 30年7月4日検査実施＞　（2回目以降は前回実施日記載）

60	*シスタチンC（前回実施日：平成30年4月25日）　121×1 （その他検査省略）

＜3回目 30年10月3日検査実施＞

60	*シスタチンC（前回実施日：平成30年7月4日）　121×1 （その他検査省略）

第4章　診療報酬請求の各項目ポイント〈特掲診療料▶検査・病理診断〉

Q87 検査施行時の検体等を採取する費用の算定漏れが起こりやすい項目は？

検体採取料は，カルテに記載されない場合も多く，算定漏れにつながりやすい項目になります。

解 説

□検体採取料はカルテに記載されない場合もありますが，特に検査の外部委託では，採取料は検査依頼に必要ない部分ですので伝票などに記載することもないことから，算定漏れが発生しやすくなります。

POINT

◎静脈血採取

◎動脈血採取

◎鼻腔・咽頭拭い液採取

◎穿刺や針生検

◎内視鏡下生検法（1臓器につき）　　　等

＜血液採取料＞

大きく分けると以下の3種類に分類されます。

1. 静脈血採取料（1日につき）… 30点
2. 動脈血採取料（　〃　）… 50点
3. その他の採血料（　〃　）… 6点
   ↳ 耳朶採血や指等からの採血
   注）いずれも，血液回路から採血した場合は算定できません。

＜鼻腔・咽頭拭い液採取＞

鼻腔・咽頭拭い液採取 ……………… 5点
インフルエンザ・ウイルス抗原定性，A群β溶連菌迅速試験定性等を実施した場合に算定します。
- 同日に複数検体で行った場合も1日につき1回の算定となります。

＜穿刺や針生検＞

骨髄や乳腺，甲状腺等は検体採取でも生検針を用いて採取した場合と，それ以外の穿刺針等で採取の場合とで採取料が異なります。

＜内視鏡下生検法＞

1臓器につき ………………… 310点
- 算定は臓器数分算定でき，上限はありません。
  注）臓器の数え方によって算定漏れが見受けられます。特に大腸内視鏡検査の場合は採取した場所により臓器数が変わります。（**Q89**参照）

第4章　診療報酬請求の各項目ポイント〈特掲診療料▶検査・病理診断〉

他の医療機関から持参した検査結果の読影による点数がある項目は？

生体検査の一部分においては、他の医療機関から持参された検査結果を読影すると「診断料」を算定することができます。

解説

□読影に関する規定は、「画像診断の項目」と同じです。他の医療機関で実施された検査において、その検査結果を当該医療機関において読影した場合に算定できます。

POINT

- ◎心電図検査診断料　　　70点
- ◎負荷心電図検査診断料　70点
- ◎脳波検査診断料　　　　70点
- ◎内視鏡検査診断料　　　70点（初診日に限る）

（診断した所見を診療録に記載すること）

＜他の医療機関で実施された検査の診断料＞
①他の医療機関で描写したものについて診断のみを行った場合は「診断料」として1回につき所定点数を算定できる。
②患者が当該傷病につき，当該医療機関で受診していない場合は算定できない。
③他の医療機関で描写した検査について診断を行った場合について，月2回目以降であっても90/100とならない。

第4章　診療報酬請求の各項目ポイント〈特掲診療料▶検査・病理診断〉

 Q 89　病理組織採取を複数臓器に行った場合の算定は？

A　病理組織標本作製料の部では「1臓器につき」とされる項目があります。特に消化管等では1臓器の考え方に注意が必要です。

 解 説

□呼吸器，消化管，女性器，リンパ節等により「1臓器」の分け方に違いがあります。乳房など両側で1臓器とするものもあります。以下は「病理組織標本作製」について解説します。

POINT
- ◎3臓器を限度として算定できる
- ◎対象器官の場合は両側の器官に係る点数とする
- ◎リンパ節については，所属リンパ節ごとに1臓器として数える

＜臓器の数え方＞

次に掲げるものは，ア～ケをそれぞれを1臓器とします。

- ア．気管支及び肺臓
- イ．食道
- ウ．胃及び十二指腸
- エ．小腸
- オ．盲腸
- カ．上行結腸，横行結腸及び下行結腸
- キ．S状結腸
- ク．直腸
- ケ．子宮体部及び子宮頸部
- 上記以外の臓器もそれぞれ1臓器とします。（肝臓，腎臓等）

＜病理組織標本作製の注意ポイント＞

①1臓器又は1部位から多数のブロック，標本等を作製した場合であっても1臓器又は1部位とする。

②悪性腫瘍がある臓器又はその疑いがある臓器から多数のブロックを作製し又は連続切片標本を作製した場合であっても，1臓器とする。

第4章　診療報酬請求の各項目ポイント〈特掲診療料 ▶ 画像診断〉

Q90 診療時間以外で行った画像診断・検査（検体）は，加算点数がある？

画像診断は「時間外緊急院内画像診断加算」という項目で1日につき110点を算定することができます。検体検査には「時間外緊急院内検査加算　200点」が同様にあります。

解説

□時間外等に撮影を行った場合，撮影方法に関係なく上記の点数を1日につき1回のみ算定することができます。条件は当該医療機関において，当該医療機関の従事者が撮影を行うこととされています。

POINT

- ◎1日につき1回のみ
- ◎当該医療機関で撮影すること
- ◎他院のフィルムの読影では算定できない
- ◎レセプトに撮影した日付と時間を記載
- ◎「時間外緊急院内検査加算」も上記同様
- ◎院内の機器を用いて検体検査を実施

＜時間外緊急院内画像診断加算・時間外緊急院内検査加算の注意ポイント＞
①時間外，休日又は深夜において当該医療機関の機器により撮影を行った場合に算定できる。（いわゆる時間内において加算する夜間早朝等加算の時間帯は対象外）
②同一日に2回以上，時間外，休日又は深夜の診療を行い，その都度緊急の画像診断を行った場合においても1日1回のみの算定とする。
③入院中の患者には当該加算は算定できない。
　ただし，時間外，休日又は深夜に外来を受診した患者に対し，画像診断の結果入院の必要性を認めて，引き続き入院となった場合は算定できる。（レセプトに「引き続き入院」「直入院」等のコメントを記載する）
④当該点数を算定する場合は，レセプトの摘要欄に撮影を行った「日付」と「時間」を記載する。
⑤「時間外緊急院内検査加算」との相違は，「院内の機器を用いて検体検査を実施した場合」に算定可能。

第4章　診療報酬請求の各項目ポイント〈特掲診療料 ▶ 画像診断〉

Q91 他の医療機関から持参した画像フィルムや画像データの読影料の算定は？

撮影の方法により点数の違いがあります。またCT・MRIの読影等は初診時のみしか算定できません。

□ 単純撮影，造影剤使用撮影，特殊撮影，乳房撮影，コンピュータ断層診断によって点数が違います。またコンピュータ断層診断のみは初診時に読影を行った場合のみ算定できます。

POINT

- ◎ 撮影方法により点数に違いあり
- ◎ フィルム枚数による加算はなし
- ◎ CT及びMRIは初診時のみ算定できる
- ◎ 診断した所見を診療録に記載すること

＜他院撮影フィルムを持参した場合の読影料＞

撮影方法	読影料	初診	再診
単純撮影　（イ）頭部・頸部・躯幹 　　　　　（ロ）四肢	85点 43点	○	○
特殊撮影　（スポット撮影等）	96点	○	○
造影剤使用撮影	72点	○	○
乳房撮影	306点	○	○
コンピュータ断層診断（CT，MRI等）	450点	○	×

- エックス線の場合，撮影部位及び撮影方法別に1回の算定とします。
- 撮影方法とは「単純撮影」，「特殊撮影」，「造影剤使用撮影」，「乳房撮影」を指します。
- 1つの撮影方法については，撮影回数，写真枚数にかかわらず1回として算定します。
- CT，MRIを各々持参し読影を行っても算定は1回となります。

〈例1〉
- 胸部単純撮影と胸部断層撮影のフィルム持参
　　胸部単純撮影………85点（単純撮影のイ）
　　胸部断層撮影………96点（特殊撮影）

〈例2〉
- 胃造影撮影とスポット撮影の画像データ持参
　　胃造影撮影…………72点（造影剤使用撮影）
　　スポット撮影………96点（特殊撮影）

〈例3〉
- 胸部単純撮影と胸部CT撮影の画像データ持参（初診時）
　　胸部単純撮影………85点（単純撮影のイ）
　　胸部CT撮影 ………450点（コンピュータ断層診断）

〈例4〉
- 頭部単純撮影2枚と右下腿単純撮影3枚のフィルムと頭部CT撮影の画像データ持参(再診時)
  頭部単純撮影……… 85点(単純撮影のイ)
  右下腿単純撮影…… 43点(単純撮影のロ)
  頭部CT撮影 ……… 再診時のため算定不可

  フィルム枚数に関係なく,読影料は1回

第4章　診療報酬請求の各項目ポイント〈特掲診療料▶画像診断〉

部位が異なる撮影であっても一連となり査定・減点になってしまう撮影は？

部位が異なる場合であっても、同一フィルム面に全体を一度に撮影と考えられるため「一連の撮影」と見なされます。

解説

□同一の撮影範囲（一連）とされるものの他にも、異なる種類の撮影を同時に行う場合、一連の経過の間の撮影として「第2の診断料（撮影）」は診断料が50/100に減点されます。

POINT

◎同一フィルム面に撮影できる場合は一連
◎特殊撮影、乳房撮影は複数枚撮影であっても一連で算定
◎同時に異なる種類の撮影を行うと、後で撮影したものは診断料が50/100に減点

＜同一の部位とは＞

① 腎と尿管
② 胸椎下部と腰椎上部
③ 食道・胃・十二指腸
④ 血管系（血管及び心臓）
⑤ リンパ管系
⑥ 脳脊髄腔

上記はそれぞれ全体を同一の部位として算定します。

＜同時とは＞

診断するため予定される一連の経過の間に行われるもの。
〈例〉消化管の造影剤使用撮影（食道・胃・十二指腸等）の場合
　　　① 造影剤を嚥下させて写真撮影
　　　② 2～3時間後に再びレリーフ像を撮影した場合

＜2種類以上のエックス線撮影とは＞

単純撮影，特殊撮影，造影剤使用撮影又は乳房撮影のうち2種類以上の撮影を行った場合（デジタル・アナログは区別しない）
〈例〉消化管の造影剤使用撮影（食道・胃・十二指腸等）の場合
　　　① 造影剤を嚥下させて写真撮影 → 表1の造影剤使用撮影
　　　② スポット撮影を実施 → 表2の特殊撮影（他の撮影と同時）

> 2種類以上の撮影を同時に行っているので，後で撮影しているスポット撮影は診断料が50／100に減点される

＜一連の撮影とは＞

特殊撮影，乳房撮影，心臓及び冠動脈の造影剤使用撮影の診断料及び撮影料はフィルム枚数にかかわらず一連のものについて1回として算定します。

〈例〉乳房撮影（両側）を単独で撮影の場合
①乳房撮影（左右を一連として算定）→ 表2の乳房撮影（単独）

> 乳房は左右や撮影回数に関係なく一連として算定

<対称部位の撮影>
耳・肘・膝等の対称器官又は対称部位の健側を患側の対照として撮影する場合における撮影料，診断料については「同一部位の同時撮影」を行った場合と同じ取り扱いとします。

〈例1〉右膝関節症の患者に右膝X-P（撮影2回）患側

> 片側の疾患に対して健側比較の撮影

左膝X-P（撮影2回）健側比較（デジタル撮影）
⇩
表1 四肢より両膝X-P（撮影4回）として算定

> 合計278点

〈例2〉両膝関節症の患者に右膝X-P（撮影2回）患側

> 両側の疾患に対して各々の診断のための両側撮影は左右各々算定可能

左膝X-P（撮影2回）患側（デジタル撮影）
⇩
表1 四肢より右膝X-P（撮影2回）
　　　　　左膝X-P（撮影2回）として算定

> 右膝167点・左膝167点
> →合計334点

> 同一の部位として扱うか否かで請求点数が変わります。また病名により別々に算定できる場合もあります。
> ●オーダ入力の際は注意が必要です。

＜エックス線撮影料と診断料の早見表＞

表1：「エックス線：撮影料＋診断料」

撮影回数	頭部・頸部・躯幹 アナログ	頭部・頸部・躯幹 デジタル	四肢 アナログ	四肢 デジタル	造影剤使用撮影 アナログ	造影剤使用撮影 デジタル
1回	145点	153点	103点	111点	216点	226点
2回	218点	230点	155点	167点	324点	339点
3回	290点	306点	206点	222点	432点	452点
4回	363点	383点	258点	278点	540点	565点
5回	435点	459点	309点	333点	648点	678点

撮影料は5回が上限となります。

表2：「エックス線：特殊撮影・乳房撮影＋診断料」

撮影方法	特殊撮影 アナログ	特殊撮影 デジタル	乳房撮影 アナログ	乳房撮影 デジタル
単独撮影	356点	366点	498点	508点
他の撮影と同時	308点	318点	345点	355点

「他の撮影と同時」は「単独撮影」に比べて「診断料」が50/100に減点されています。

〈例1〉特殊撮影：単独の場合
　　　撮影料（デジタル）　…　270点
　　　診断料………………　96点　→　合計366点

〈例2〉特殊撮影：他の撮影と同時
　　　撮影料（デジタル）　…　270点
　　　診断料………………　96点×50/100＝48点　→　合計318点

第4章 診療報酬請求の各項目ポイント〈特掲診療料 ▶ 画像診断〉

Q93 電子媒体に保存した画像をフィルムにプリントした場合，フィルム料は算定可能？

デジタル撮影した画像を電子媒体に保存して管理を行った場合は通常「電子画像管理加算」で算定します。しかし，必要があってフィルムに印刷した場合は電子画像管理加算またはフィルム料のいずれかを算定します。

□電子画像管理加算は撮影の種類により点数が異なります。電子画像管理加算またはフィルム料のいずれか高点数の選択をし請求できます。

- ◎電子画像管理加算とフィルムの価格を比較し高点数の選択を行い請求が可能
- ◎画像記録用フィルムと比較する
- ◎電子画像管理加算は撮影方法により点数が異なる

<電子画像管理加算とフィルム料の比較表>

撮影方法	点数		画像記録用フィルム					
			半切 222円	大角 185円	大四 184円	B4 151円	四切 133円	六切 118円	マンモ 133円
単純撮影	57点	<	3枚	4枚	4枚	4枚	5枚	5枚	
特殊撮影	58点	<	3枚	4枚	4枚	4枚	5枚	5枚	
造影剤使用撮影	66点	<	3枚	4枚	4枚	5枚	5枚	6枚	
乳房撮影	54点	<							5枚
CT，MRI，核医学等	120点	<	6枚	7枚	7枚	8枚	10枚	11枚	

● 上記表では，右のフィルム枚数は電子画像管理加算より高点数になります。

　表中の右の枚数を使用した場合はフィルム料で請求することが可能です。

　フィルム料で算定した場合は，電子画像管理加算は算定できません。

● フィルムサイズの違うものを複数組み合わせる場合は，フィルムの価格（円）を合計したものを10で割って点数にします。ここで小数点以下がある場合には，小数点第1位を四捨五入し，「電子画像管理加算」と比較します。

● あらかじめ試算し，貴院のセットマスタを作成し対応するとよいでしょう。

第4章 診療報酬請求の各項目ポイント〈特掲診療料 ▶ 画像診断〉

Q94 同時に異なる部位のCT撮影は，それぞれの撮影料の算定が可能？

 同時に異なる部位のCT撮影を行った場合であっても「一連」として1回の撮影料を算定します。

 解説

□ 胸部CTを撮影し，引き続き腹部CTを撮影する場合などは「胸部・腹部CT」として撮影料は1回分しか算定できません。また単純撮影後，造影剤を使用し撮影した場合も「造影CT」撮影料を1回分として算定します。

 POINT

- ◎ 同時に複数の部位を撮影しても1回とする
- ◎ 途中で造影剤を使用した場合は「造影CT」とする
- ◎ 同日だが，病状が変化し後刻撮影した場合は別の撮影として1日2回算定可能

275

＜同時撮影とは＞

〈例〉CT16列以上64列未満マルチスライス型

①胸部CTに引き続き腹部CTを撮影した場合

　　胸部・腹部CT（16列以上64列未満）… 900点

　　コンピュータ断層診断………………… 450点

②胸部CTに引き続き胸部造影CTを撮影した場合

　　胸部造影CT（16列以上64列未満）　… 900点

　　造影剤使用加算………………………… 500点

　　コンピュータ断層診断………………… 450点

第4章 診療報酬請求の各項目ポイント〈特掲診療料 ▶ 画像診断〉

同一月，CTとMRI撮影を施行した場合の算定は？

同一月にCT撮影とMRI撮影を行った場合は，「当該月の2回目以降の断層撮影」については，所定点数にかかわらず，一連につき「所定点数の80/100」で算定するとされています。

解説

□ CTとMRIは撮影部位が異なっていても「月2回目以降」はすべて80/100の対象となります。

POINT

◎ 撮影種類，撮影部位に関係なく，月2回目以降は80/100として算定する

◎ 造影剤使用加算は別途算定できる（減算にならない）

＜月2回以上行った場合の算定例＞

〈例〉CT16列以上64列未満，MRI1.5テスラ以上3テスラ未満として計算する

① 4月2日に胸部CT撮影
　　4月5日に頭部MRI撮影を行った場合
　　　　CT撮影（16列以上64列未満）…………………900点
　　　　コンピュータ断層診断……………………………450点
　　　　MRI撮影（1.5テスラ以上3テスラ未満）　1,330点×0.8＝1,064点

合計2,414点

② 4月2日に胸部MRI撮影
　　4月2日に同時に胸部CT撮影を行った場合
　　　　MRI撮影（1.5テスラ以上3テスラ未満）…　1,330点
　　　　コンピュータ断層診断……………………　 450点
　　　　CT撮影（16列以上64列未満）……………　900点×0.8＝720点

合計2,500点

- 同一月，部位に関係なく2回目以降の点数を減じます。

第4章 診療報酬請求の各項目ポイント〈特掲診療料 ▶ 画像診断〉

Q96 電子カルテのオーダ入力で点数が間違っているケースがあるって本当？

電子カルテからレセプトコンピュータにデータを読み込む際に，入力した順番が点数に影響します。

 解説

□エックス線の点数は**Q92**のように撮影回数で点数が変わります。またCTやMRIなどは月2回目から減点があります。電子カルテの入力の順番や入力マスタ選択により点数に相違が発生します。

POINT

◎レセプトコンピュータに落とした後に修正を行うものがある

◎電子カルテ等に入力する順番で点数に影響する項目がある

● 電子カルテ等に入力する順番で点数に影響する項目がある

〈例〉胸部 X-P（画像記録用フィルム 半切×2）
デジタル撮影で電子画像管理を行った場合

誤入力	修正後の入力
胸部X-P（デジタル）153点 電子画像管理 57点 画像記録用（半切×2）0点※	胸部X-P（デジタル）230点 画像記録（半切×2）0点※ 電子画像管理 57点
210点	287点

- 点数セットマスタを作成し，入力を行う際留意する内容があります。

  Q92表1（p272）で示したように単純撮影や造影剤使用撮影は撮影の回数で点数が異なります。

  電子カルテ等のオーダ入力の際，撮影回数が増すことで点数に反映するロジックは，「撮影回数」や「フィルム枚数」を入力することで点数に反映させています。セットマスタ作成時に留意して下さい。

  ※フィルム料の算定ではなく枚数をいれることにより，**Q92表1**（p272）「エックス線：撮影料＋診断料」の点数に反映されます。

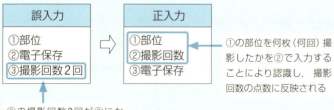

第4章 診療報酬請求の各項目ポイント〈特掲診療料▶精神科専門療法〉

Q97 心身医学療法は精神科標榜医療機関のみの算定？

A 精神科を標榜する保険医療機関以外においても算定することが可能です。

 解説

□心身医学療法とは，心身症の患者さまに対して，一定の治療計画に基づいて，身体的傷病と心理・社会的要因との関連を明らかにするとともに，当該患者さまに対して心理的影響を与えることにより，症状の改善または傷病からの回復を図る治療方法をいいます。

POINT

- ◎診療科に規定なく算定可能
- ◎レセプトの傷病名の次に「（心身症）」の記載が必要
- ◎カルテには心身医学療法の要点を記載する
- ◎通院・在宅精神療法，入院精神療法，標準型精神分析療法を算定している患者については，心身医学療法は算定できない

＜心身医学療法（1回につき）＞

外来患者	● 初診時110点（ただし診療に要した時間が30分を超えて実施された場合のみ） ● 再診時　80点 ● 20歳未満の患者は所定点数の2倍を加算
	初診日から起算して4週間以内　→　週2回限度 　　〃　　　　　4週間超　　→　週1回限度
入院患者	● 150点 ● 20歳未満の患者は所定点数の2倍を加算
	入院の日から起算して4週間以内　→　週2回限度 　　〃　　　　　4週間超　　→　週1回限度

● **心身医学療法の注意事項**
1. 当該療法に習熟した医師によって行われた場合に限り算定する。
2. 自律訓練法，カウンセリング，行動療法，催眠療法，バイオフィードバック療法，交流分析，ゲシュタルト療法，生体エネルギー療法，森田療法，絶食療法，一般心理療法及び簡便型精神分析療法が含まれる。
3. 初診時は30分を超える診療を要した場合に限り算定する。
   この診療時間とは，医師自らが患者に対して行う問診，理学的所見（視診，聴診，打診及び触診）及び当該心身医学療法に要する時間をいい，これ以外の診療に要する時間は含まない。
4. 初診時に心身医学療法を算定する場合は，レセプトの摘要欄に当該診療に要した時間を記載する。
5. 心身医学療法を算定する場合は，レセプトの傷病名欄において，心身症による当該身体的傷病の傷病名の次に「（心身症）」と記載する。
   （例）「胃潰瘍（心身症）」
6. 心身医学療法を行った場合は，その要点をカルテに記載する。
7. 入院の日及び入院の期間の取り扱いについては，入院基本料の取り扱いと同様とする。
8. 20歳未満の患者に対する加算は，必要に応じて児童相談所等と連携し，保護者等へ適切な指導を行った場合に加算する。

9. 通院・在宅精神療法，入院精神療法，標準型精神分析療法を算定している患者については，心身医学療法は算定できない。
10. 複数の診療科がある場合，心身医学療法を算定する科が再診であって，他科において同日複数科初診料（141点）を算定する場合は初診の扱いではなく，再診時の80点を算定する。

● **精神科の標榜以外でも算定できる項目**
 I003 標準型精神分析療法
 I003-2 認知療法・認知行動療法
 I004 心身医学療法

● **心身医学療法と同時に算定できない精神科専門療法**
 I001 入院精神療法
 I002 通院・在宅精神療法
 I003 標準型精神分析療法

● **同一月に行われた特定疾患療養管理料とは算定できない**

第4章　診療報酬請求の各項目ポイント〈特掲診療料 ▶ 精神科専門療法〉

Q 98　認知療法・認知行動療法と通院精神療法は同一日に算定できる？

A　認知療法・認知行動療法と同一日に行う他の専門療法は，所定点数に含まれ算定できません。

解説

□認知療法・認知行動療法とは，うつ病等の気分障害の外来患者さまに対して，認知の偏りを修正し，問題解決を手助けすることによって治療することを目的とした精神療法をいいます。

□平成30年改定において，3区分から2区分に変更となりました。

POINT

◎認知療法・認知行動療法「1」「2」いずれも，精神科の標榜以外で算定できる

◎認知療法・認知行動療法「2」については，医師と看護師が共同で行った場合に算定できる

◎一連の治療について16回に限り算定できる

◎診療に要した時間が30分を超えたときに限り算定できる

◎要点及び診療時間を診療録に記載する

＜認知行動療法のポイント＞

1. 一連の治療計画を策定し，患者に対して詳細な説明を行ったうえで，当該療法に関する研修を受講するなど当該療法に習熟した医師によって30分を超えて治療が行われた場合に算定する。
（「2」において，看護師によって30分を超える面接が行われ，その後当該療法に習熟した医師により5分以上の面接が行われた場合を含む）
2. 一連の治療につき16回を限度として算定する。
3. 同一日に行う他の精神科専門療法は別に算定できない。
4. 医師の指示のもとに，臨床心理技術者が行った場合では算定できない。
5. 1人の医師が複数の患者に対して同時に認知療法・認知行動療法を行った場合は算定できない。

＜治療の対象となる疾患＞

いずれも外来患者が対象となります。
- うつ病等の気分障害
- 社交不安障害
- 心的外傷後ストレス障害
- 神経性過食症（平成30年改定から追加）
- 強迫性障害
- パニック障害

第4章　診療報酬請求の各項目ポイント〈特掲診療料▶精神科専門療法〉

Q99 通院・在宅精神療法は行う時間の規定がある？

通院・在宅精神療法は診療時間が5分を超えた場合に算定できます。ただし，初診の日については，診療時間や，精神保健指定医かどうかにより点数が異なります。「通院精神療法」「在宅精神療法」の場合，それぞれ規定時間が異なります。点数と診療時間については次ページを参照下さい。

解説

☐ 平成30年改定において，「精神保健指定医による」点数区分が廃止となり，精神科標榜保険医療機関の精神科医が行った場合に算定できます。

☐ 措置入院を経て退院した患者に，都道府県等が作成する退院後の支援計画に基づいて行う場合の点数が新設されました。

☐ さらに，措置入院後継続支援加算も新設されました。

POINT
- ◎ 精神科を標榜していること
- ◎ 精神科を担当する医師が行うこと
- ◎ 初診の日は診療が30分以上または未満かで点数が異なる

◎ 初診時とは初診料の「同日複数科初診」も対象となる
◎ 施設基準の届出医療機関の場合は児童思春期精神科専門管理加算として16歳未満と20歳未満の場合にそれぞれ加算ができる（p290）

＜通院・在宅精神療法（1回につき）＞

通院・在宅精神療法			
1．通院精神療法			
イ．入院措置を経て退院した患者で，都道府県等が作成する退院後の支援計画に基づき実施	1回につき	660	5分超[※1]
ロ．初診料算定日に実施	1回につき	540	60分以上
ハ．イ及びロ以外の場合			
（1）30分以上[※1]	1回につき	400	30分以上
（2）30分未満		330	5分超[※2]
2．在宅精神療法			
イ．入院措置を経て退院した患者で，都道府県等が作成する退院後の支援計画に基づき実施	1回につき	660	5分超[※2]
ロ．初診料算定日に実施	1回につき	600	60分以上
ハ．イ・ロ以外の場合			
（1）60分以上[※1]	1回につき	540	60分以上
（2）30分以上60分未満[※1]		400	30分以上60分未満
（3）30分未満		330	5分超[※2]

[加算] ●注3　20歳未満加算　＋350点
必要に応じて児童相談所等と連携し、保護者等へ適切な指導を行った上で、20歳未満の患者に対して、当該保険医療機関の精神科を初めて受診した日から1年以内に行った場合に加算。ただし、児童思春期精神科専門管理加算を算定している場合には算定不可

●注4　児童思春期精神科専門管理加算（要提出）

イ．16歳未満の患者（精神科を最初に受診した日から2年以内）＋500点

ロ．20歳未満の患者（60分以上実施、精神科を最初に受診した日から3月以内）（1回に限り）＋1,200点

●注5　特定薬剤副作用評価加算　＋25点
抗精神病薬を服用中の患者について、精神保健指定医又はこれに準ずる者が、通常行うべき薬剤の副作用の有無等の確認に加え、更に薬原性錐体外路症状評価尺度を用いて定量的かつ客観的に薬原性錐体外路症状の評価を行った上で、薬物療法の治療方針を決定した場合、（※1）の点数に対してのみ加算が可能

●注7　措置入院後継続支援加算　＋275点
上記表中の1の「イ」を算定する患者に対して、医師の指示を受けた看護師、准看護師又は精神保健福祉士が対面又は電話で、月1回以上の指導を行った上で、3月に1回以上都道府県等に対して文書で情報提供している場合に加算が可能。

※2 診療に要した時間が5分を越えた時に限り算定する

●算定のポイント

1. 退院後4週間以内の場合は、「1」と「2」を合わせて週2回を限度として算定し、その他の場合は「1」と「2」を合わせて週1回を限度として算定する。
2. 訪問診療又は往診時にも算定可。
3. 同一日に行われた「標準型精神分析療法」は算定できない。
4. 診療時間は5分を超えた場合に算定できる（ただし、初診の日に行われるものは除く）。
5. 特定薬剤副作用評価加算とI002-2精神科継続外来支援・指導料の注4に規定する同加算は同一月には併せて算定できない。

● 通院・在宅精神療法の注意事項
1. 対象となる疾患は，精神疾患又は精神症状を伴う脳器質性障害である。
2. 当該療法は，精神科を担当する医師（研修医を除く）が一定の治療計画のもとに危機介入，対人関係の改善，社会適応能力の向上を図るための指示，助言等の働きかけを継続的に行う治療方法をいう。
3. 当該療法は，精神科を標榜する保険医療機関の精神科を担当する医師が行った場合に限り算定できる。
4. 同時に複数の患者又は複数の家族を対象に集団的に行われた場合には算定できない。
5. 診療に要した時間とは，医師が自ら患者に対して行う問診，身体診察（視診，聴診，打診及び触診）及び当該通院・在宅精神療法に要する時間をいい，これら以外の診療に要する時間は含まない。
6. 通院・在宅精神療法を算定する場合は，カルテに当該療法に要した時間を記載する。時間が明確でない場合は「通院精神療法 ○分超」等の記載でも差し支えない。
7. 「1」のロ又は「2」のロ，又はハを算定する場合のみ，レセプトの摘要欄に「当該診療に要した時間」を記載する。
8. 家族において算定できる場合とは，家族関係が，当該疾患の原因又は増悪の原因と推定される場合に限り算定できる。ただし患者の病状説明，服薬指導等一般的な療養指導である場合は，算定できない。
9. 当該療法は，患者に対して行った日と同一日に家族に対して行った場合は，「患者に対する通院・在宅精神療法のみ」を算定する。
10. 往診又は訪問診療により当該療法が行われた場合でも算定できる。
11. 当該患者に対して，1回の処方において，3種類以上の抗うつ薬又は，3種類以上の抗精神病薬が処方されていて厚生労働大臣が定める要件を満たさない場合は，所定点数の50/100を算定する。

● 通院・在宅精神療法と同時に算定できない精神科専門療法
　　Ｉ００４　心身医学療法
　　Ｉ００３　標準型精神分析療法

＜通院・在宅精神療法における年齢にかかわる加算の考え方＞

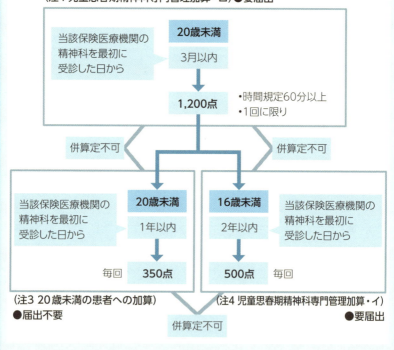

第4章 診療報酬請求の各項目ポイント〈特掲診療料▶リハビリテーション〉

目標設定等支援・管理料はすべての患者に行わなければならない？

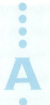

リハビリテーションを行っているすべての患者さまに「目標設定等支援・管理料」を行う規定はありません。ただし，後述の要件の対象となる場合，「目標設定等支援・管理料」を行わなかった場合，「リハビリテーションの費用」が10％減じられます。

解説

- □ 要介護被保険者等（要支援・要介護）に対して，①～③のリハビリテーションを行った場合が該当します（①脳血管疾患等リハビリテーション，②廃用症候群リハビリテーション，③運動器リハビリテーション）。
- □ 定期的な医師の診察，検査等により，多職種と共同し患者さまの特性に応じたその後の活動や社会参加の実現に向けたリハビリテーションの目標設定等を行い，その進捗を管理した場合に算定できる項目です。

POINT

◎対象者
- 要支援または要介護で，脳血管疾患等リハビリテーション，廃用症候群リハビリテーション，運動器リ

ハビリテーションを実施している者

◎算定
- 初回250点，2回目100点を3月に1回に限り算定できる

◎実施
- 医師及びその他の従事者は，共同して目標設定等支援・管理シートを作成し，患者に交付し，その写しを診療録に添付する

＜留意点＞

①医師が患者または患者の看護に当たる家族等に対して説明し，その事実及び被説明者が説明をどのように受け止め，どの程度理解したかについての評価を行い，カルテまたは管理シートに記載する。

②各リハビリテーションの標準的算定日数1/3経過の直近3か月以内に「目標設定等支援・管理料」を算定していない場合には，リハビリテーションの所定点数を10％減ずること。

- 脳血管疾患等リハビリテーション60日経過
- 廃用症候群リハビリテーション40日経過
- 運動器リハビリテーション50日経過

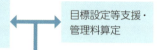

目標設定等支援・管理料算定

標準的算日数1/3経過の直近3か月以内，2回目以降は3月に1回

＜目標設定等支援・管理シート＞

- 「ア」～「エ」は入院・外来ともに共通。「カ」は外来のみ記載。

ア．説明時点までの経過

イ．治療開始時及び説明時点のADL評価（Barthel IndexまたはFIMによる評価の得点及びその内訳を含む）

ウ．説明時点における患者の機能予後の見通し

エ．医師及びその他の従事者が，当該患者の生きがい，価値観等についてどう認識しており，機能予後の見通しをふまえて，患者がどのような活動ができるようになること，どのような形で社会に復帰できることを目標としてリハビリテーションを行っているか，または行う予定か

オ．現在実施している，または今後実施する予定のリハビリテーションが，それぞれ「エ」の目標にどのように関係するか

カ．以後，介護保険によるリハビリテーション等のサービスの利用が必要と思われる場合には，必要に応じて介護支援専門員と協力して，患者または患者の看護に当たる家族等に介護保険による訪問リハビリテーション，通所リハビリテーション等を提供する事業所（当該保険医療機関を含む）を紹介し，見学，体験を提案する

＜目標設定等支援・管理シート（別紙様式23の5）＞

- 項目が準じていれば，医療機関に応じた様式でも運用可能

別紙様式23の5

目標設定等支援・管理シート

作成日　　年　　月　　日
説明・交付日　　年　　月　　日

患者氏名：　　　　　　　生年月日：　　年　　月　　日

1．発症からの経過（リハビリテーション開始日：　　年　　月　　日）

2．ＡＤＬ評価（Barthel Index またはFIMによる評価）（リハビリ開始時及び現時点）

（Barthel Index の場合）

	リハビリテーション開始時点			現時点		
	自立	一部介助	全介助	自立	一部介助	全介助
食事	10	5	0	10	5	0
移乗	15	10 5	0	15	10 5	0
整容	5	0	0	5	0	0
トイレ動作	10	5	0	10	5	0
入浴	5	0	0	5	0	0
平地歩行	15	10 5	0	15	10 5	0
階段	10	5	0	10	5	0
更衣	10	5	0	10	5	0
排便管理	10	5	0	10	5	0
排尿管理	10	5	0	10	5	0
合計(0-100 点)			点	合計(0-100 点)			点

FIMによる評価の場合

大項目	中項目	小項目	リハビリテーション開始時点 得点	現時点 得点
運動	セルフケア	食事		
		整容		
		更衣（上半身）		
		更衣（下半身）		
		トイレ		
	排泄	排尿コントロール		
		排便コントロール		
	移乗	ベッド、椅子、車椅子		
		トイレ		
		浴槽・シャワー		
	移動	歩行・車椅子		
		階段		
		小計		
認知	コミュニケーション	理解		
		表出		
	社会認識	社会交流		
		問題解決		
		記憶		
		小計		
合計				

3. 現在リハビリテーションの目標としているもの、及び現在のリハビリテーションの内容との関連

	目標としているもの	関連する現在の リハビリテーションの内容
心身機能		
活動		
社会参加		

4. 今後の心身機能、活動及び社会参加に関する見通し
  ・医師の説明の内容

  ・患者の受け止め

  外来患者のみ

5. 介護保険のリハビリテーションの利用の見通し（あり・なし）
  介護保険のリハビリテーションサービス等の紹介の必要性（あり・なし）
  紹介した事業所名

事業所名	連絡方法	備考（事業所の特徴等）

説明医師署名：　　　　　　　　　患者又は家族等署名：

[記載上の注意]
1. 本シートの交付、説明は、リハビリテーション実施計画書又はリハビリテーション総合実施計画書の交付、説明と一体として行って差し支えない。

2. 「今後の見通し」について、必要な場合は、「今後のリハビリテーションが順調に進んだ場合」等の前提をおき、場合分けごとに記載してもよい。

3. 「現在のリハビリテーションの目標」は、医師及びその他の従事者が記載した後、本シートの説明を通じて患者又は家族等と面談し、患者の価値観等を踏まえてよりよい目標設定ができると考えた場合は、赤字で追加、修正する等してよい。

第4章　診療報酬請求の各項目ポイント〈特掲診療料▶リハビリテーション〉

Q101 医療と介護の同時改定において，リハビリテーションに関連する留意事項は？

A 平成30年診療報酬改定で，切れ目のないリハビリテーションの提供を目的に，リハビリテーション総合計画評価料が2区分になりました。
また，介護保険の予定が見込まれる場合，医療側が作成の計画書を指定通所リハビリテーション事業書等に提供した場合の項目も設けられました。予後を見据えた個々の特性に応じたリハビリ計画の情報共有の評価となります。

解説

□平成28年に要支援・要介護被保険者に対して「目標設定等支援・管理料」が新設され，平成30年改定では，通院における要支援・要介護被保険者に関する運動器・廃用症候群・脳血管疾患等リハビリテーションの標準的日数超え（維持期リハビリテーション）については，平成31年4月1日以降は算定不可の旨が明記されました。

□リハビリテーション総合計画評価料は，要支援・要介護被保険者等の運動器・廃用症候群・脳血管疾患等リハビリテーションの計画書が2区分になりました。

□介護保険リハビリテーションの利用を見込む場合とそれ以外の患者さまとで点数がわかれます。

□ また，介護保険リハビリテーションへの移行予定患者の介護保険リハビリテーション実施事業所へリハビリ計画書を提供した場合に，算定することができるリハビリテーション計画提供料1の区分が設定されました。

POINT

〈リハビリテーション総合計画評価料2〉
◎要支援・要介護の認定者
➡規定のリハビリテーション（下記「リハビリテーション総合計画評価料2」対象者を参照）標準的算定日数に留意
　脳血管疾患等リハビリテーション料 180日
　廃用症候群リハビリテーション料 120日
　運動器リハビリテーション料 150日
◎目標設定等支援・管理料と併算定加算

〈リハビリテーション計画提供料1〉
◎要介護申請中も対象となる
◎リハビリテーションを届出区分の規定なし
　対象がリハビリテーションであることが要件

新設項目
〈リハビリテーション総合計画評価料2〉
- 対象者…脳血管疾患等リハビリテーション料（Ⅰ）（Ⅱ），廃用症候群リハビリテーション（Ⅰ）（Ⅱ），運動器リハビリテーション料（Ⅰ）（Ⅱ）を実施
  - 要支援・要介護被保険者であって，介護保険リハビリテーションの利用を予定している患者
  - 介護保険リハビリテーションへの移行予定患者とは…
    上記疾患別リハビリテーション料に規定する標準的算定日数の1/3を経過した期間にリハビリテーションを実施している
- 算定…リハビリテーション総合計画評価料2　240点（月1回）

<リハビリテーション計画提供料1＞
- 対象者…要介護認定申請中の者，または要支援・要介護被保険者であって，脳血管疾患リハビリテーション料，運動器リハビリテーション料，廃用症候群リハビリテーション料を実施している
- 算定…リハビリテーション計画提供料1　275点
利用を予定している以下の指定通所リハビリテーション事業所等に別紙様式21の6を用いて3月以内に作成した実施計画書，またはリハビリ総合計画評価料を提供した場合に算定できます。
①指定通所リハビリテーション事業所（予防も含む）
②指定訪問リハビリテーション事業所（予防も含む）
- 電子化連携加算　5点
通所・訪問リハビリテーションの質の評価データ収集等事業で利用可能な電子媒体を用いて計画書の提供を行った場合に加算ができます。

■留意点

【リハビリテーション総合計画評価料2】

リハビリテーション総合実施計画書の様式は，以下のいずれかを患者の状態等に応じ選択する。

患者の理解に資する記載となるよう十分配慮すること。

ア　別紙様式23から別紙様式23の4まで又はこれに準じた様式

イ　別紙様式21の6又はこれに準じた様式に，（イ）から（ヘ）までのすべて及び（ト）から（ヲ）までのうちいずれか1項目以上を組み合わせて記載する様式

〔回復期リハビリテーション入院料1を算定する患者については，必ず（ト）を含めること〕

(イ) 疾患別リハビリテーション開始前の日常生活動作の状況
(ロ) FIM を用いた評価
(ハ) 前回計画書作成時からの改善・変化
(ニ) 今後1カ月のリハビリテーションの目標，リハビリテーションの頻度，方針及び留意点
(ホ) 疾患別リハビリテーションの実施に当たり，医師，看護職員，理学療法士，作業療法士，言語聴覚士，その他の従事者が担う等が担う具体的内容に係るもの
(ヘ) 今後十分なリハビリテーションを実施しない場合に予想される状態の変化

} すべて

(ト) 疾患別リハビリテーション終了後のリハビリテーションの提供の必要性及び必要な場合の具体的なリハビリテーションの内容
(チ) 病棟における日常生活動作の状況（入院患者に対し，リハビリテーション総合計画評価料を算定する場合のみ記載することができる）
(リ) 関節可動域，筋力，持久力，変形，関節不安定性，運動機能発達に係る障害，麻痺等，個々の運動機能障害における重症度の評価
(ヌ) 身長，体重，BMI（Body Mass Index），栄養補給方法（経口，経管栄養，静脈栄養）等に基づく患者の栄養状態の評価に係るもの（栄養障害等の状態にある患者については，必要栄養量，総摂取栄養量等も踏まえた評価を行う。なお，嚥下調整食を必要とする患者については，栄養障害等の有無にかかわらず，当該嚥下調整食の形態に係る情報として，日本摂食嚥下リハビリテーション学会の分類コードも必ず記載する）
(ル) リハビリテーションの観点から，家庭や病棟において，患者自ら行うことが望ましい訓練
(ヲ) FAI（Frenchay Activities Index），LSA（Life-Space Assessment），日本作業療法士協会が作成する生活行為向上アセスメントロコモ25〔平成22年厚生労働科学研究費補助金疾病・障害対策研究分野長寿科学総合研究「運動器機能不全（ロコモティブシンドローム）の早期発見ツールの開発」において

作成されたもの〕又は老研式活動能力指標のいずれかを用いた患者の心身機能又は活動の評価に係るもの

【リハビリテーション計画提供料1】
(1) 直近3月以内に目標設定等支援・管理料を算定している場合には，目標設定等支援・管理シートも併せて提供した場合に算定できる。
(2) 当該保険医療機関と特別の関係にある指定通所リハビリテーション事業所等に提供した場合でも算定できる（同一敷地内又は隣接敷地内にある指定通所リハビリテーション事業所等を除く）。
(3) リハビリテーション計画提供料1を算定した場合，診療情報提供料（Ⅰ）は算定できない。
(4) 文書によるリハビリテーション実施計画書等の提供とともに，電子媒体を用いてリハビリテーション実施計画書等の提供を行った場合に算定する（電子媒体は「通所・訪問リハビリテーションの質の評価データ収集等事業」で利用可能なもの）。

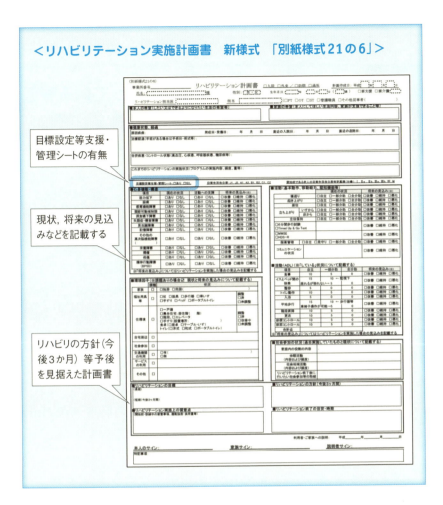

第4章 診療報酬請求の各項目ポイント〈特掲診療料▶リハビリテーション〉

Q102 介護保険で通所リハビリを行っている患者に対して，診療所のリハビリ算定も可能？

医療保険から介護保険のリハビリテーションに移行後は，原則算定ができません。ただし，介護保険によるリハビリテーションの開始月の翌月までは，医療保険の疾患別リハビリテーションとの併用が可能です。

解説

□介護保険におけるリハビリテーションには「通所リハビリテーション」及び「介護予防通所リハビリテーション」「訪問リハビリテーション」「介護予防訪問リハビリテーション」等が含まれます。

POINT

◎介護リハビリに移行後は，医療保険の疾患別リハビリは原則算定不可。ただし，移行期間2か月は重複し算定可能（次ページ参照）

◎移行した場合には医療保険にて「介護保険リハビリテーション移行支援料500点」の算定が可能（**Q42**参照）

◎手術または急性増悪した場合は医療保険のリハビリに切り替え可能

302

＜介護保険におけるリハビリテーション＞（加算は主なもの）

- 通所リハビリテーション
  - リハビリテーションマネジメント加算
  - 短期集中リハビリテーション実施加算
  - 社会参加支援加算
  - 栄養スクリーニング加算
- 介護予防通所リハビリテーション
  - 運動器機能向上加算
  - 栄養スクリーニング加算
- 訪問リハビリテーション
- 介護予防訪問リハビリテーション

＜医療保険における疾患別リハビリテーション＞

- 心大血管疾患リハビリテーション料
- 脳血管疾患等リハビリテーション料
- 廃用症候群リハビリテーション料※
- 運動器リハビリテーション料
- 呼吸器リハビリテーション料

※ 廃用症候群に係る評価表（別紙様式22）を用いて月ごとに評価し，レセプトやカルテに添付する必要があります。（廃用を生じる契機となった疾患については別紙の「疾病分類表」の疾病コードを用いる）

〈介護保険のリハビリテーションに移行した後でも，医療保険でリハビリテーションが算定できる場合〉

1. 医療保険による疾患別リハビリテーションが終了する日前の2カ月間は同一の疾患等につき介護保険によるリハビリテーションを行った日以外の日に医療保険による疾患別リハビリテーション料が算定できる。
   - 終了日前1カ月間に算定できる疾患別リハビリテーション料は1月7単位まで

2. 同一疾病であるが，手術又は急性増悪等の場合は，当該日より医療保険の疾患別リハビリテーション料が算定できる。
3. 医療保険における疾患別リハビリテーションを実施する施設とは別の施設で介護保険におけるリハビリテーションを提供することになった場合には，一定期間，医療保険における疾患別リハビリテーションと介護保険におけるリハビリテーションを併用して行うことで円滑な移行が期待できることから，必要な場合には算定できる。
4. 上記3の場合は，カルテ及びレセプトに「医療保険における疾患別リハビリテーションが終了する日」を記載し，上記1と同じように医療保険と介護保険のリハビリテーションが異なる日に行われた場合に限り算定できる。
5. 下記以外の項目で介護保険を利用している患者は，医療保険での疾患別リハビリテーションが算定できる。
   ①通所リハビリテーション及びその加算
   ②介護予防通所リハビリテーション
   ③訪問リハビリテーション
   ④介護予防訪問リハビリテーション
   - 上記の項目のいずれかを介護保険で算定している場合においては医療保険での疾患別リハビリテーション料は算定できません。
   - 逆に上記以外の介護サービスを受けている場合には医療保険での疾患別リハビリテーション料が算定できます。

〈例1〉通所リハビリに通っている患者に，医療機関で脳血管疾患リハビリにおける言語聴覚療法を行った場合
　　医療機関においては，脳血管疾患等リハビリテーション料は算定できません。

〈例2〉訪問介護を受けている患者に心大血管疾患リハビリを行った場合
　　医療機関において，心大血管疾患リハビリテーション料を算定できます。

◎同一の疾患等について，介護保険におけるリハビリテーションを行った日から2カ月を経過した日以降は算定不可となる。ただし，目標設定等

支援・管理料（**Q100**参照）を算定する支援における紹介，提案等により1月に5日を超えない範囲で介護保険におけるリハビリテーションを行う場合は除く。

（平成30年4月以降，維持期リハビリテーションは，平成31年3月までに介護保険へ移行となります）

（別紙様式22）

廃用症候群に係る評価表

患者氏名					男・女	入院・外来			
生年月日		年	月	日（　歳）	入院日		年	月	日
主傷病					廃用症候群の診断日		年	月	日
要介護度	要介護・要支援				リハビリテーション起算日		年	月	日

	算定しているリハビリテーション料 （該当するものに○）	廃用症候群リハビリテーション料 Ⅰ・Ⅱ・Ⅲ				
1	廃用を生じる契機となった疾患等					
2	廃用に至った経緯等					
3	手術	手術の有無	有・無			
		手術名				
		手術年月日		年	月	日
4	月毎の評価点数 （BI又はFIMどちらかを記入）	治療開始時のADL	BI　　点	FIM　　点		
		月	BI　　点	FIM　　点		
		月	BI　　点	FIM　　点		
		月	BI　　点	FIM　　点		
		月	BI　　点	FIM　　点		
		月	BI　　点	FIM　　点		
		月	BI　　点	FIM　　点		
5	一月当たりのリハビリテーション	実施日数	日			
		提供単位数	単位			
6	リハビリテーションの内容	具体的に記載すること				
7	改善に要する見込み期間	□2週間以内　　□2週間から1ヶ月 □1ヶ月から3ヶ月　□3ヶ月から6ヶ月 □6ヶ月以上				
8	前回の評価からの改善や変化	-1　　　0　　　1　　　2　　　3 悪化　　維持　　　　　　　　改善大 BI・FIMで（　）点程度の改善				

〔記載上の注意〕
1　「1」の要因については、別紙疾病分類表より疾病コードを記載するとともに、発症時期や治療の有無、治療内容等について記載すること。
2　「2」の廃用に至った経緯等については、「1」の疾患によって安静を余儀なくされた理由、安静の程度、安静期間の長さ等を含めて記載すること。
3　「4」の月毎の評価点数については、直近月からさかのぼり6ヶ月間記載すること。
4　「6」については、筋力、心肺機能、関節拘縮防止、作業療法等の具体的なリハビリテーションの内容について記載すること。

疾病コード（001～119）

疾病分類（ICD-10 第10版 2003年 に準拠）

疾病コードと疾病分類の対応表

感染症及び寄生虫症
- 001　腸管感染症
- 002　結核
- 003　主として性的伝播様式をとる感染症
- 004　皮膚及び粘膜の病変を伴うウイルス疾患
- 005　ウイルス肝炎
- 006　その他のウイルス疾患
- 007　真菌症
- 008　感染症や寄生虫症の続発・後遺症
- 009　その他の感染症及び寄生虫症

新生物
- 010　胃の悪性新生物
- 011　結腸の悪性新生物
- 012　直腸S状結腸移行部及び直腸の悪性新生物
- 013　肝及び肝内胆管の悪性新生物
- 014　気管，気管支及び肺の悪性新生物
- 015　乳房の悪性新生物
- 016　子宮の悪性新生物
- 017　悪性リンパ腫
- 018　白血病
- 019　その他の悪性新生物
- 020　良性新生物及びその他の新生物

血液及び造血器の疾患並びに免疫機構の障害
- 021　貧血
- 022　その他の血液及び造血器の疾患並びに免疫機構の障害

内分泌，栄養及び代謝疾患
- 023　甲状腺障害
- 024　糖尿病
- 025　その他の内分泌，栄養及び代謝疾患

精神及び行動の障害
- 026　血管性及び詳細不明の認知症
- 027　精神作用物質使用による精神及び行動の障害
- 028　統合失調症，統合失調症型障害及び妄想性障害
- 029　気分［感情］障害（躁うつ病を含む）
- 030　神経症性障害，ストレス関連障害及び身体表現性障害
- 031　知的障害＜精神遅滞＞
- 032　その他の精神及び行動の障害

神経系の疾患
- 033　パーキンソン病
- 034　アルツハイマー病
- 035　てんかん
- 036　脳性麻痺及びその他の麻痺性症候群
- 037　自律神経系の障害
- 038　その他の神経系の疾患

眼及び付属器の疾患
- 039　結膜炎
- 040　白内障

- 041　屈折及び調節の障害
- 042　その他の眼及び付属器の疾患

耳及び乳様突起の疾患
- 043　外耳炎
- 044　その他の外耳疾患
- 045　中耳炎
- 046　その他の中耳及び乳様突起の疾患
- 047　メニエール病
- 048　その他の内耳疾患
- 049　その他の耳疾患

循環器系の疾患
- 050　高血圧性疾患
- 051　虚血性心疾患
- 052　その他の心疾患
- 053　くも膜下出血
- 054　脳内出血
- 055　脳梗塞
- 056　脳動脈硬化（症）
- 057　その他の脳血管疾患
- 058　動脈硬化（症）
- 059　痔核
- 060　低血圧（症）
- 061　その他の循環器系の疾患

呼吸器系の疾患
- 062　急性鼻咽頭炎［かぜ］＜感冒＞
- 063　急性咽頭炎及び急性扁桃炎
- 064　その他の急性上気道感染症
- 065　肺炎
- 066　急性気管支炎及び急性細気管支炎
- 067　アレルギー性鼻炎
- 068　慢性副鼻腔炎
- 069　急性又は慢性と明示されない気管支炎
- 070　慢性閉塞性肺疾患
- 071　喘息
- 072　その他の呼吸器系の疾患

消化器系の疾患
- 073　う蝕
- 074　歯肉炎及び歯周疾患
- 075　その他の歯及び歯の支持組織の疾患
- 076　胃潰瘍及び十二指腸潰瘍
- 077　胃炎及び十二指腸炎
- 078　アルコール性肝疾患
- 079　慢性肝炎（アルコール性のものを除く）
- 080　肝硬変（アルコール性のものを除く）
- 081　その他の肝疾患
- 082　胆石症及び胆のう炎
- 083　膵疾患

- 084　その他の消化器系の疾患

皮膚及び皮下組織の疾患
- 085　皮膚及び皮下組織の感染症
- 086　皮膚炎及び湿疹
- 087　その他の皮膚及び皮下組織の疾患

筋骨格系及び結合組織の疾患
- 088　炎症性多発性関節障害
- 089　関節症
- 090　脊椎障害（脊椎症を含む）
- 091　椎間板障害
- 092　頸腕症候群
- 093　腰痛症及び坐骨神経痛
- 094　その他の脊柱障害
- 095　肩の傷害＜損傷＞
- 096　骨の密度及び構造の障害
- 097　その他の筋骨格系及び結合組織の疾患

腎尿路生殖器系の疾患
- 098　糸球体疾患及び腎細管間質性疾患
- 099　腎不全
- 100　尿路結石症
- 101　その他の腎尿路系の疾患
- 102　前立腺肥大（症）
- 103　その他の男性生殖器の疾患
- 104　月経障害及び閉経期周辺障害
- 105　乳房及びその他の女性生殖器の疾患

妊娠，分娩及び産じょく
- 106　流産
- 107　妊娠高血圧症候群
- 108　単胎自然分娩
- 109　その他の妊娠，分娩及び産じょく

周産期に発生した病態
- 110　妊娠及び胎児発育に関連する障害
- 111　その他の周産期に発生した病態

先天奇形，変形及び染色体異常
- 112　心臓の先天奇形
- 113　その他の先天奇形，変形及び染色体異常

症状，徴候及び異常所見等で他に分類されないもの
- 114　症状，徴候及び異常所見で他に分類されないもの

損傷，中毒及びその他の外因の影響
- 115　骨折
- 116　頭蓋内損傷及び内臓の損傷
- 117　熱傷及び腐食
- 118　中毒
- 119　その他の損傷及びその他の外因の影響

306

第5章　具体的レセプト事例

Q103 発作を繰り返す慢性的な疾患の病名開始日は？

喘息，てんかん等再三発作を繰り返す疾患等において短期間の診療によって軽快し，継続して治療を要せず，その間労務及び日常生活にも支障がない場合は，一発作期間を一疾患として取り扱います。

□時々発作を起こす場合，短期間の診療によって軽快し，継続して治療を要せず，その間労務及び日常生活等に支障がないときは，一発作期間をもって一疾患として取り扱います。

POINT

◎初診料を算定できる場合とは
- 治癒または治癒に近い状態
- 患者が自身の都合で治療を中止した場合
- 寛解期は「治癒に近い状態」

＜治癒と認められる解釈＞

1. 喘息，慢性胃腸炎，トラホーム等にて給付を受けていた者が症状軽快のため保険医に無届のまま自ら療養を中止した後症状増悪し，来診ある場合は，全治していないものとして前と継続せる同一疾病と取り扱うべきものであるが，医療を中止したる場合において社会通念上治癒しているものと認め得る状態にあるときは，後の疾病は別個の疾病として取り扱ってよい。
2. 社会通念上の治癒とは，療養中止後相当期間継続して業務に服し治癒したと認め得られる状態にあるか否かによって決すべきで何日間を以って相当期間となすべきかは各個々の場合によって決定すべきものとする。
3. 肺尖カタルにて治療中，漸次自覚症状消失し，他覚的にも殆ど病変を認めず，患者が新たに就業を希望し，保険医において就業可能と認め就業上支障ない程度のものとせば治癒と認めて差し支えない。
4. 眼疾の自覚症状あり，診察の結果白内障なるも成熟せざるを以って治療を施さず，その後視力障害を来し受診した。このような事例においては，前治療は一旦終了したるものと見做し後の給付は別に期間計算を為してよい。
5. 患者が任意に診療を中止し，1月以上経過した後，再び同一の保険医療機関において診療を受ける場合には，その診療が同一病名又は同一症状によるものであっても，その際の診療は，初診として取り扱う。
なお，この場合において1月の計算は，暦月によるものであり，例えば「2月10日〜3月9日」，「9月15日〜10月14日」等と計算する。
6. 5にかかわらず，慢性疾患等明らかに同一の疾病又は負傷であると推定される場合の診療は，初診として取り扱わない。

〈例1〉発作期間の事例
　　4月9日に喘息で初診（処置：ネブライザー，投薬を行う）
　　4月16日再診（良好）
　　5月2日再診（4月17日以降診療なし，喘息の薬剤を2週間処方）

〈例1の見本レセプト〉発作期間の初診料

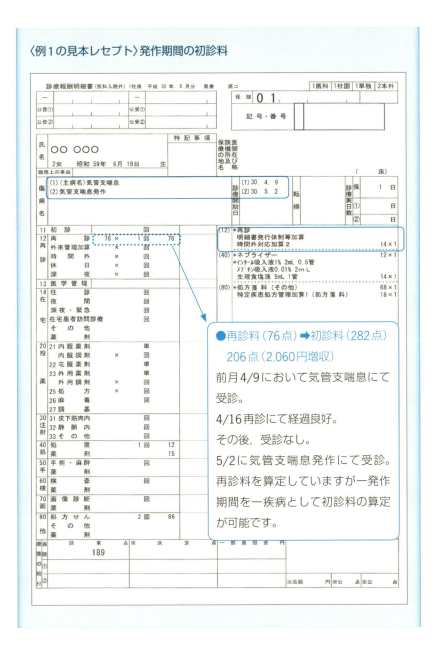

〈例2〉患者が任意に診療を中止し，1月以上経過した事例

(7月28日)に喘息発作で来院
　　↑初診料を算定

> 診療の結果，軽快のため中断したとのこと
> 日常生活及び仕事は行えている。
> 投薬が切れてから1か月以上経過しているとのこと。

```
▼      ▼     ▼              ▼
4/9   4/16  5/2            7/28
初診   再診   再診            初診
```

＜レセプトで注意するポイント＞

4月に登録している「喘息」はカルテ上治癒とし，7月のレセプトに記載しないこと。

具体的レセプト事例

病名と手術，画像診断の不一致の確認は？

病名と実際に算定されている手術料が不一致であったり，病名と画像診断の部位が不一致で請求されている場合があります。よって請求前にレセプトのチェックが必要になります。

□ 手術料は医師が行う技術に対する対価となります。算定する際には，どのような手技で行われているかの確認が必要になります。また，画像診断については，左右の不一致や部位の不一致に注意が必要です。

POINT
- ◎ 傷病名と手術料の整合性はあるか
- ◎ 特殊な手術については，最も近似する手術として準用が通知された算定方法により算定する
- ◎ 傷病名と画像診断の部位は一致しているか

〈例1〉カルテ内容とレセプトの不一致

右尺骨骨折において徒手整復を行い，エックス線撮影をした場合

レセプト算定例

50	手術料 薬　剤	回省略	50	*骨折観血的手術（前腕）　　14,810×1 正 ※1　↓ *骨折非観血的整復術（前腕）1,780×1
70	画像診断 薬　剤	回省略	70	*左尺骨X-P（2回） 電画 　　224×1 正 ※2　↓ *右尺骨X-P（2回） 電画 　　224×1

※1 徒手整復＝非観血的整復術となります。
※2 骨折をしている部位は「右」になります。

〈例2〉撮影部位と医事コンピュータの点数マスタの不一致
（鎖骨のエックス線撮影の点数がシステムで誤っていた事例）

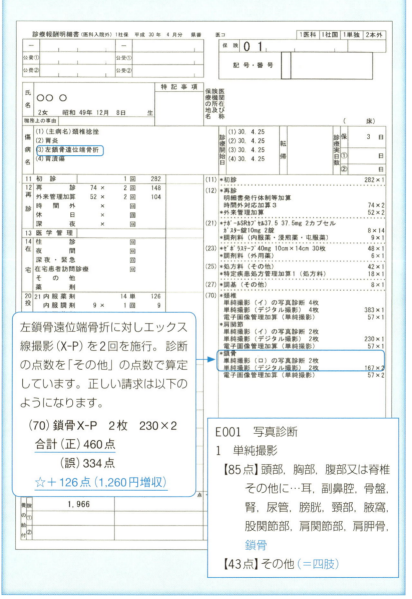

第6章　レセプト審査・行政指導

Q105 返戻と査定・過誤調整ってどう違う？

レセプトは患者さまが加入する医療保険の種類別に審査代行機関である「社会保険診療報酬支払基金」と「国民健康保険団体連合会」に提出し，毎月診療報酬請求を行います。その審査代行機関においてレセプトの審査・査定や返戻が行われます。

□近年はレセプトオンラインシステムの導入や，レセプト電子システムの導入で紙のレセプトが減少しています。また，レセプトの不備を見つけるソフトも開発され，レセプト点検業務のできるスタッフが少なくなりつつある点でも，返戻や査定になるレセプトが発生しています。

POINT

◎返戻とはレセプトが戻ってくること
◎査定とはレセプトを審査されて増減点処理されること
◎過誤調整は保険者（レセプトの届く先）からの査定を受けて増減点の相殺を受けたレセプト

＜レセプト請求で使用される用語＞

- 返戻 ………… 医療費が入金されずに何らかの理由で医療機関に差し戻されること。
- 査定 ………… レセプトを審査して増減点されること。
- 過誤調整 ……… 保険者へ届いたレセプトにおいて査定された場合は増減点の相殺を行い入金されること。
- 月遅れ請求 …… 通常は1か月分をまとめて翌月10日までにレセプト請求すること。しかし保険証の確認不備や公費の番号待ちなどで請求が間に合わない場合は次の月のレセプトと合算して請求する。
- 再請求 ………… 返戻されたレセプトをもう一度請求すること。
- 再審査請求 …… 一度減点されたレセプトに不服がある場合に，再度意見を添付して請求すること。また面談も可能。
- 取り下げ依頼 … 再審査請求を行うために医療機関側から，提出済みのレセプトを返戻請求すること（また再審査ではなく，単純にレセプトの間違いが見つかり訂正したい場合の返戻依頼も取り下げと表現する場合もある）。

＜レセプトの流れ＞

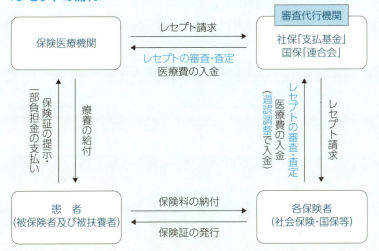

●審査・査定の理由

レセプトの一次審査で減点された理由は以下のように通知されます。
この時，アルファベットで判定理由が記載されています。

1. 診療内容に関するもの
    A…療養担当規則等に照らし医学的に適応と認められないもの
    B…療養担当規則等に照らし医学的に過剰・重複と認められるもの
    C…療養担当規則等に照らしA，B以外の医学的理由により適当と認められないもの
    D…告示・通知の算定要件に合致していないと認められるもの
2. 事務上に関するもの
    F…固定点数が誤っているもの
    G…請求点数の集計が誤っているもの
    H…縦計算が誤っているもの
    K…その他

● 審査・査定はまず「支払基金・国保連合会」で行い，その後「保険者」でも行われます。

●再請求・再審査で注意するポイント！

レセプトは電子請求されたものであっても，紙レセプトとして返戻されます。再請求や再審査を行う場合は，この紙レセプトが手元に戻ってきてから手続きをします。戻ってくる前に手続きをすると，二重請求と見なされてしまいます。

第6章 レセプト審査・行政指導

 Q 106 返戻や減点になってしまった請求の処理は？

 A　Q105に示すよう「再請求」や「再審査」を行うことも可能です。返戻や査定の一覧等整理をし，業務処理することが重要です（次ページ）。大切な請求業務のため，システム化しておく必要があります。

 解説

□従業員とのトラブルによって，レセプト請求が滞ることがないとも限りません。また請求業務は複雑なため次の人への引き継ぎに時間がかかることもあります。院内の誰が見ても業務処理・進捗がわかるように整理が必要です。

POINT

◎返戻になっているレセプトは？
◎請求待ちになっているレセプトは？
◎患者に連絡をする必要のあるレセプトは？

317

＜月遅れ・返戻レセプトの処理＞

● 月遅れについて
　①保険証の確認
　②医療券等の番号確認
　③公費申請等における番号待ち
　これらの確認業務において状況がわかるように記載します。

● 返戻について
　①返戻理由の確認
　②過誤調整理由の確認

● 再請求について
　①請求待ちになっているレセプトを完成させて，次月のレセプトと合算できるようにしておく。
　②請求できる状態のレセプトは一目見てわかるように別ファイルなどに入れておく。

● 返戻・再請求業務に関する一覧表

日付	患者氏名	患者ID	保険種別	返戻・月遅れ理由	処理済み月日
4/ 5	山田　太郎	0122538	01130011	返戻（過剰請求）	再請求しない
4/ 5	鈴木　花子	0003158	06130029	返戻（保険証資格喪失）新しい保険証の確認済 4/11	5月分と共に再請求
5/10	佐藤　一男	0115329	生活保護	月遅れ（医療券待ち）	6月分と共に請求済
5/25	木村　仁美	0238456	01130011	月遅れ（保険証発行待ち）	

• 処理済みに月日が記入されていなければ，何らかの再請求や月遅れのレセプトが残っていることになります。
• 業務を引き継いだ場合などに，何が残っているのかがわかります。

●請求待ちのレセプト

上記の一覧表と共に返戻や月遅れになっているレセプトを紛失しないようにファイル等で管理します。

次月請求分レセファイル
- 修正や確認が終わったレセプトを保存
  次月のレセプトと共に請求するもの

未処理レセファイル
- 保険証の確認や，修正等が未処理のレセプト
  まだ次月分と共に請求できないもの

過誤調整帳票ファイル
- 減点処理等の過誤調整の帳票ファイル
  この中から再審査請求を行うものはレセプトの返戻手続き又は再審査依頼用紙を作成するもの

第7章　文書（診断書・意見書・証明書等）の費用

Q107 学校内でけがをした。証明用紙の記載希望があったが，費用は徴収可能？

学校内でけがをした場合は，「日本スポーツ振興センター災害共済給付金」より治療費が支払われます。そのため医療機関では証明書を交付する必要があります。

解説

□ 日本医師会からの協力依頼により，この証明書は「無償」で交付することとされています（様式は次ページ参照）。

POINT

- ◎ 無償で交付
- ◎ 独立行政法人日本スポーツ振興センター（JSC）の様式を使用
- ◎ 1医療機関につき，同一の負傷又は疾病に係る医療費を1か月ごとに証明書を交付
- ◎ 翌月10日の翌日から，2年を経過すると請求ができなくなる

＜独立行政法人日本スポーツ振興センター（JSC）の様式＞

別紙3（2）（イ）

医療等の状況（診療報酬領収済明細書）

入院外分　平成　年　月分 ← 1か月分ずつ作成します

○この用紙は、独立行政法人日本スポーツ振興センターの災害共済給付金の支払請求に使うものです。

医療費はレセプトで保険請求し、患者さまの自己負担分は、初診から治癒するまでの医療費総額が5,000円以上になった場合に、この用紙でJSCから支給される制度です。

（注）
1. この明細書は、医療保険各法に基づく被扶養者、被保険者又は組合員としての療養以外の療養（入院外）を受けた場合に使用すること。
2. ※印は、記入しないこと。
3. この明細書の用紙は、日本工業規格Ａ４縦型とすること。

第7章　文書（診断書・意見書・証明書等）の費用

321

第7章 文書（診断書・意見書・証明書等）の費用

Q108 傷病による勤務不能の証明の費用は？

A 傷病手当金意見書を交付した場合は，交付料として100点を保険請求することが可能です。ただし，この意見書は1枚につき100点となります。月1回ではないので注意が必要です。

解説

☐ 医師・歯科医師が労務不能と認め証明した期間ごとにそれぞれ算定できます。傷病手当金意見書交付料は，意見書の交付時点において当該被保険者に対し療養の給付を行うべき者に対し請求します。

POINT

◎ 意見書1枚につき100点を算定する
◎ レセプトには交付年月日を記載する
◎ 任意継続被保険者については傷病手当金は支給されない
◎ 労務不能となった日が継続して3日を経過した場合のみ認められる

＜傷病手当金とは＞

被保険者が療養のため労務に服することができないときは，その労務に服することができなくなった日から起算して，連続して3日を経過した日（4日目）から労務に服することができない期間，傷病手当金として，1日につき，標準報酬日額の2/3に相当する金額が支給される。

請求先は，意見書の交付時点において患者が加入している保険者へ請求する。（退職して国保へ加入している場合は，国保に請求）

＜傷病手当金意見書交付料のポイント＞

1. 傷病手当金意見書交付料は患者に交付した時点で請求する。
2. レセプトの摘要欄には意見書を交付した「交付年月日」を記載する。
3. 交付のみを行った場合のレセプトの診療実日数は「0日」となる。
   （診療実日数とは医師が診療を行った日数となるため）
4. 診療時間以外の時間帯に意見書のみを交付した場合は「交付料100点のみ」を算定する。
5. 数か月分の証明を「1枚の意見書」に記載した場合は100点を算定する。
   （意見書は証明した月の数ではなく，1枚につき100点となる）
6. 同一月に2枚の交付を求められた場合は100点×2で請求できる。
7. 傷病手当金意見書交付料は「継続療養」の保険者には請求できない。
8. 出産育児一時金及び出産手当金に係る証明書又は意見書については算定できない。
9. 遺族等が相続する場合
   当該遺族等に対する療養の給付として請求する。
   この場合レセプトの摘要欄に㊞相続㊞と記載し，意見書の対象となる傷病名を記載する。

●レセプト請求例

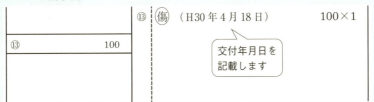

第7章　文書（診断書・意見書・証明書等）の費用

109 接骨院宛ての施術同意書は請求可能？

接骨院（柔道整復）に宛てて施術同意書を作成しても請求はできません。「療養費同意書交付料100点」は，あん摩・マッサージ・指圧，はり及びきゅうの施術に係る同意書または診断書を交付した場合に算定できます。

解 説

□「療養費同意書交付料」は医師（原則主治医）が療養の給付を行うことが困難であると認めた患者さまに対し，あん摩・マッサージ・指圧，はり及びきゅうの施術に係る同意書や診断書を交付した場合にのみ算定できます。

POINT

- ◎療養費同意書交付料 100点
- ◎柔道整復は対象外
- ◎あん摩・マッサージ・指圧，はり及びきゅうを対象
- ◎意見書の最大有効期限は3か月とする
- ◎適応が「あん摩・マッサージ・指圧」と「はり・きゅう」とは異なる

<療養費同意書交付料のポイント>

1. 初療の日から3月（変形徒手矯正術に係るものについては1月）を経過してさらにこれらの施術を受ける必要がある場合において，再度交付する場合にも別に算定できる。（ただし，同意書等によらず，医師の同意によった場合には算定できない）
2. 同意書を紛失し，再発行を行った場合は最初に交付した際のみ算定できるが，再交付に関する費用は患者実費負担とする。

●レセプト請求例

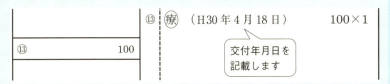

<給付対象となる適応>

●あん摩・マッサージ・指圧の施術

診断名によることなく，筋麻痺・関節拘縮等医療上マッサージ等を必要とする症例

●はり・きゅうの施術

慢性病であって医師による適当な治療手段がないもの。神経痛・リウマチ及び類症疾患（頸腕症候群・五十肩・腰痛症・頸椎捻挫後遺症等の慢性的な疼痛症状とする疾患）

文書（診断書・意見書・証明書等）の費用

Q110 交通事故の診断書は患者負担？保険会社に請求？

交通事故の場合，自賠責保険や任意保険へ自院の規定による診断書の費用請求を行います。診療の費用については自費診療となるため基本的には1点あたりの価格を自由に設定できますが，概ね1点＝11.5〜12円の労災に準じて算定する協定があります。

☐ 自賠責保険等に請求する場合，所定の用紙に「診断書の請求欄」があります。ここに診断書の料金と明細書の作成料を記載します。料金は医療機関の任意の料金です。概ね1通3,000〜5,000円です。

POINT

◎ 交通事故の診断書は自費

◎ 自賠責保険等に請求可

◎ 診療に係る明細書を作成した場合も作成料を別途自費で請求

＜交通事故（自賠責保険）の診断書＞

診 断 書

（保険会社使用欄）

カルテ番号

傷病者
- 住　所
- 氏　名　　　男・女　明・大・昭・平　年　月　日生

傷　病　名	治療開始日	治ゆまたは治ゆ見込日（注1）
	年　月　日	年　月　日　治ゆ／治ゆ見込
	年　月　日	年　月　日　治ゆ／治ゆ見込
	年　月　日	年　月　日　治ゆ／治ゆ見込
	年　月　日	年　月　日　治ゆ／治ゆ見込
	年　月　日	年　月　日　治ゆ／治ゆ見込

（注1）既に治ゆした傷病については治ゆ日を、また、現時点で治療継続中の傷病については治ゆ見込み日をご記入のうえ、該当する事項を○で囲んでください。

（注2）当該交通事故による傷害の治療上考慮しなければならない既往症がある場合は（　）内に記載してください。また既存障害がある場合も記載してください。

病状の経過・治療の内容および今後の見通し　　（受傷日　年　月　日）
（手術のある場合は実施日をご記入ください）

主たる検査所見

初診時の意識障害	なし・あり（　程度　　　　継続期間　　日　　時間）
既往症および既存障害	なし・あり（注2）（　　　　　　　　　　）
後遺障害の有無について	なし・あり・未定

入院治療	日間　自　年　月　日・至　年　月　日	（診断日）年　月　日　治継続中／ゆ継続医／転医／止／死亡
通院治療	日間（内実日数　日）自　年　月　日・至　年　月　日	
ギプス固定期間	固定　自　年　月　日・至　除去　年　月　日（　固定具の種類　　）	
付添看護を要した期間	日間　自　年　月　日・至　年　月　日	理由

（裏面も記入願います）

上記の通り診断いたします。
（作成日）
平成　年　月　日
所在地
名　称
医師氏名
電話（　）
印

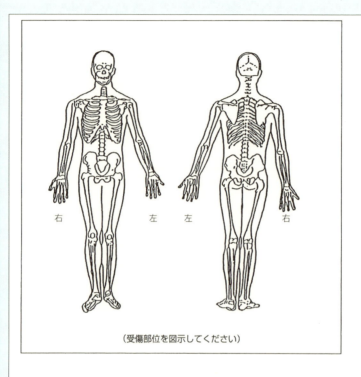

（受傷部位を図示してください）

後遺障害のあるものについては、確定した時点において、別に定める後遺障害診断書（損害保険会社ならびに自賠責損害調査事務所に備付けてあります。）をご作成願います。
この診断書は自動車損害賠償責任保険の処理上必要といたしますので、なるべくこの用紙をご使用ください。なお、この用紙と同内容のものであれば貴院の用紙を使用してもさしつかえありません。

（自賠調8号様式）
00042-1　1×20×6,000　2008.09　（継）　62

＜交通事故（自賠責保険）の診療報酬明細書＞

＜交通事故（自賠責保険）の診療報酬明細書＞

J902　平成　　年　　月分　**自動車損害賠償責任保険・共済　診療報酬明細書　（入院外）**

この診療報酬明細書は自動車損害賠償責任保険・共済の処理上必要といたしますので、この用紙を使用し診療内容を詳細にご記入願います。

被保険者証の記号・番号		※診療の種類	健保関係	労災	自由診療	その他	※傷病起因	業務上	通勤途上	その他
保険者名										

氏名		※明・大・昭・平　年生 男・女　才	受傷日	平成　年　月　日	診療実日数 日
			初診日	平成　年　月　日	
傷病名			診療期間	自平成　年　月　日 至平成　年　月　日	※転帰 治ゆ・継続・転医・中止・死亡

診療内容			点数	金額	摘要
10 診察	11初診	時間外・休日・深夜・乳幼児※	点	円	
	12 再診	再診　×　回			
		外来管理加算　×　回			
		時間外　×　回			
		休日　×　回			
		深夜　×　回			
	13医学管理				
	その他				
		小計			
20 投薬	21内服	薬剤　単位			
		調剤　×　回			
	22屯服	薬剤　単位			
	23外用	薬剤　単位			
		調剤　×　回			
	25処方	×　回			
	26麻毒	回			
	27調基	回			
		小計			
30 注射	31皮下筋肉内	回			
	32静脈内	回			
	33その他	回			
		小計			
40 処置		回			
	薬剤等				
		小計			
50 手術麻酔		回			
	薬剤等				
		小計			
60 検査		回			
	薬剤等				
		小計			社会保険への請求額
70 画像診断		回			患者負担　負担割合（　％）　円
	フイルム・薬剤等				
		小計			小計　円
80 その他	処方せん	回			診断書料　通　円
	リハビリテーション等				明細書料　通　円
	薬剤等				その他　円
		小計			小計　円
合計（1点単価　円）					総請求額　円

通院日に○をつけてください。																																		
	月	1	2	3	4	5	6	7	8	9	10	11	12	13	14	15	16	17	18	19	20	21	22	23	24	25	26	27	28	29	30	31	計	日
	月	1	2	3	4	5	6	7	8	9	10	11	12	13	14	15	16	17	18	19	20	21	22	23	24	25	26	27	28	29	30	31	計	日
	月	1	2	3	4	5	6	7	8	9	10	11	12	13	14	15	16	17	18	19	20	21	22	23	24	25	26	27	28	29	30	31	計	日

- 診断書料
- 明細書料

各々別途請求可能

上記金額¥　　を　　殿
（に請求・から受領）済であることを証明いたします。
（請求または受領のいずれかを抹消し消印してください。）
平成　年　月　日
所在地
名称　（　床）
医師名　印
電話

受付印	受付印

※欄は該当する事項を○で囲んでください。

00041-1　1×25×3,000　2008.06　（継）　62

第7章 文書（診断書・意見書・証明書等）の費用

Q111 訪問看護ステーションに対しての指示書の請求は？

訪問看護指示料として300点をレセプト請求します。患者さまの選定する訪問看護ステーションに「訪問看護指示書」を交付した場合に月1回に限り算定できます。

□ 疾病，負傷のために通院による療養が困難で，在宅での療養を行っている患者さまに，適切な在宅医療を確保するため，保険医が指定訪問看護に関する指示を行った場合に算定できます。

POINT

◎訪問看護指示料は患者1人につき月1回に限り300点

◎特別訪問指示加算は患者1人につき月1回に限り＋100点（厚生労働大臣が定める者については月2回）

◎指示書の有効期限は最大6か月間とする

◎衛生材料等提供加算は，訪問看護指示料や精神科訪問看護指示料を算定した患者に，必要な衛生材料や保険医療材料を提供した場合，患者1人につき月1回に限り＋80点を算定（算定できない場合は次ページ「5.」）

＜訪問看護指示料のポイント＞
1. 指示書の有効期限は6か月以内とするが，1か月の指示を行う場合には，有効期限を記載する必要はない。
2. 1人の患者に，同一月に複数の訪問看護ステーションへ指示書を交付した場合であっても，指示料は1か月に1回を限度とする。
3. 特別訪問指示加算は，急性増悪，終末期，退院直後等の理由により週4回以上の頻回の指定訪問看護を一時的に行う必要性を認めた場合に加算できる。
4. 頻回の指定訪問看護について，特別の指示に係る診療の日から14日以内に限り実施すること。
5. 衛生材料等提供加算は，訪問看護ステーションから提出された訪問看護計画書及び訪問看護報告書をもとに，療養上必要な量について判断の上，必要かつ十分な量の衛生材料等を患者に支給した場合に訪問看護指示料算定時に加算を算定する。
C002在宅時医学総合管理料，C002-2施設入居時等医学総合管理料，C003在宅がん医療総合診療料，C005-2在宅患者訪問点滴注射管理指導料，C100～C119の在宅療養指導管理料を算定した場合は，別に算定できない。

＜特別訪問指示加算とは＞

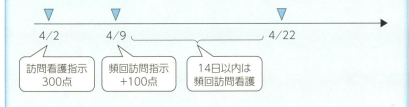

<在宅医療における医師の訪問日以外の取り扱いについて>

1. 点滴・処置等

   患者の診療を担う保険医の指示に基づき，当該保険医の診療日以外の日に訪問看護ステーション等の看護師等が，当該患者に対し点滴又は処置等を実施した場合は，使用した薬剤の費用については薬剤料や特定保険医療材料料を算定する。

2. 検査

   患者の診療を担う保険医の指示に基づき，当該保険医の診療日以外の日に検査のための検体採取等を実施した場合は，当該保険医療機関において，検体検査実施料を算定するとともに，検体採取に当たって必要な試験管等の材料を患者に対して支給すること。

   なお，この場合にあっては，当該検体採取が実施された日をレセプトの摘要欄に記載すること。

<訪問看護指示の流れ（例：衛生材料使用指示）>

訪問看護計画書：必要な衛生材料と量を記載
訪問看護報告書：使用実績を記載

ステーションからの報告内容について判断し，必要量を患者に提供する。

訪問看護ステーション ⇄ 医療機関
- 訪問看護計画書
- 訪問看護報告書
- 訪問看護指示書

訪問看護 → 患者
在宅療養管理指導等
合議で精算
費用／費用の請求
指示
薬局 → 患者：在宅患者訪問薬剤管理指導・衛生材料等

※この枠組みを利用せずに医療機関がこれまで通り，患者に対して衛生材料を提供することも可能。

（厚生労働省：在宅医療（その4）．中医協 総-2. 2015年11月11日より引用）

＜訪問看護指示書見本＞

(別紙様式１６)

訪問看護指示書
在宅患者訪問点滴注射指示書

※該当する指示書を○で囲むこと

概ね6か月間が多い

訪問看護指示期間（平成 30 年 6 月 1 日～30 年 12 月 31 日）
点滴注射指示期間（平成　年 月 日～　年 月 日）

患者氏名	○○○○○	生年月日	明・大・昭・平　年　月　日（　歳）
患者住所	○○○ ○○○○ ○○○○○　　電話（○○）○○○○－○○○○			
主たる傷病名	1. 閉塞性肺疾患（肺気腫）　2. 慢性呼吸不全 3. 栄養障害（胃瘻造設）　4. 肺性心			
現在の状況（該当項目に○等）	病状・治療状態	呼吸機能障害があり、時々感染により増悪傾向がみられる。廃用性委縮の進行もみられる。栄養及び接種障害の為○月○日胃瘻造術術予定		
	投与中の薬剤の用量・用法	1. ○○○○（朝・夕食後）　　2. ○○○○（毎食後） 3. ○○○○（毎日1回貼付）		
	日常生活自立度	寝たきり度　　J1　J2　A1　A2　Ⓑ1　B2　C1　C2 認知症の状況　Ⓘ　IIa　IIb　IIIa　IIIb　IV　M		
	要介護認定の状況	要支援（1　2）　要介護（1　2　③　4　5）		
	褥瘡の深さ	DESIGN分類　D3　D4　D5　NPUAP分類　III度　IV度		
	装着・使用医療機器等	1. 自動腹膜灌流装置　2. 透析液供給装置　③ 酸素療法（1 ℓ/min） 4. 吸引器　　5. 中心静脈栄養　6. 輸液ポンプ ⑦ 経管栄養（経鼻・胃瘻：サイズ　　　、日に1回交換） ⑧ 留置カテーテル（部位：前立腺肥大症の為　サイズ　、日に1回交換） 9. 人工呼吸器（陽圧式・陰圧式：設定　　　　　） 10. 気管カニューレ（サイズ　　　） 11. 人工肛門　12. 人工膀胱　13. その他（　　　　　　　）		

留意事項及び指示事項
I　療養生活指導上の留意事項　胃瘻造設術後の創周囲皮膚炎に注意、栄養状態の把握

II 1. リハビリテーション（呼吸器リハビリテーション）
　　2. 褥瘡の処置等　　（胃瘻造設後チューブからラコール液体注入（毎回））
　　3. 装着・使用医療機器等の操作援助・管理（在宅酸素療法装置の点検、なお留置）
　　4. その他　（カテーテルは泌尿器外来で月1回交換）

在宅患者訪問点滴注射に関する指示（投与薬剤・投与量・投与方法等）
特になし

緊急時の連絡先　　携帯電話
不在時の対応法　　留守電にて対応

特記すべき留意事項(注：薬の相互作用・副作用についての留意点、薬物アレルギーの既往、定期巡回・随時対応型訪問介護看護及び複合型サービス利用時の留意事項等があれば記載して下さい。)

○○○服用後 30 分以内の体動は、心機能に負荷がかかる恐れがある

他の訪問看護ステーションへの指示
　（無　有：指定訪問看護ステーション名　　　　　　　　　　　　　）
たんの吸引等実施のための訪問介護事業所への指示
　（無　有：訪問介護事業所名　　　　　　　　　　　　　　　　　　）

上記のとおり、指示いたします。　　　　　　　　　　　平成○○年○○月○○日
　　　　　　　　　　　　　　医療機関名　○○○○○○○
　　　　　　　　　　　　　　住　　　所　○○○○○
　　　　　　　　　　　　　　電　　　話　（○○）○○○○－○○○○
　　　　　　　　　　　　　　（ＦＡＸ）
　　　　　　　　　　　　　　医師氏名　　○○○○○○　　　　　　　印

事業所　　　　○○○○○○　殿

第7章　文書（診断書・意見書・証明書等）の費用

Q112 喀痰吸引の指示は訪問看護の指示書を使用？

「介護職員等喀痰吸引等指示書」に記載します。算定は介護職員等喀痰吸引等指示料240点をレセプト請求します。患者さまの選定する指定居宅サービス事業者，指定地域密着型サービス事業者等に「介護職員等喀痰吸引等指示書」を交付した場合に，3か月に1回に限り算定できます。

解説

□平成26年の改定により，「介護職員等喀痰吸引等指示書」を交付できる対象事業者に特別支援学校等が追加されました。

POINT

- ◎患者の状態等を確認し，痰吸引をする必要性について事業所単位で指示を出すこと
- ◎「介護職員等喀痰吸引等指示書」（別紙様式34）に6月以内の有効期限を記載して交付する（3か月に1回の算定）
- ◎特定の研修を受けた教員によって喀痰吸引等を行った場合に算定できる

◎痰の吸引等が必要な児童生徒等の場合，都道府県教育委員会等は事業者に関する内容を確認し，都道府県医師会に事業者にあたる学校についての情報提供を行い，協力すること

＜対象事業者＞

対　象	事業内容等
①介護保険法関係	訪問介護 訪問入浴介護 通所介護 短期入所生活介護 特定施設入居者生活介護を行う者　等
②障害者総合支援法関係	指定居宅介護の事業 重度訪問介護 同行援護又は行動援護に係る指定障害福祉サービスの事業を行う者 指定生活介護事業者　等
③学校教育法関係	学校教育法一条校（幼稚園，小学校，中学校，高等学校，中等教育学校，特別支援学校，大学，高等専門学校） ・喀痰吸引等を実施するための適切な研修を修了した教員が配置されている学校に限る。

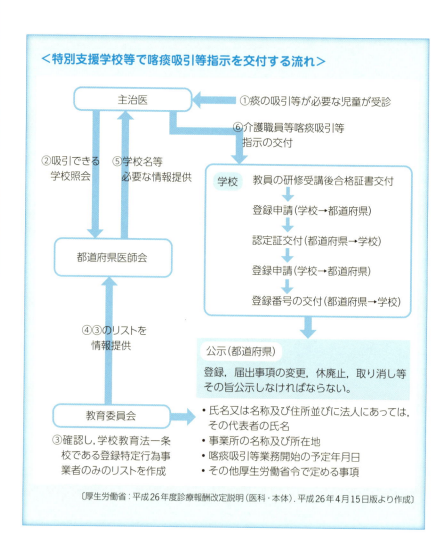

＜介護職員等喀痰吸引等指示書に係る様式＞

(別紙様式34)

介護職員等喀痰吸引等指示書

標記の件について、下記の通り指示いたします。

指示期間（平成　年　月　日～　年　月　日）

事業者	事業者種別	
	事業者名称	

対象者	氏名		生年月日 明・大・昭・平　年　月　日（　歳）
	住所		電話（　）－
	要介護認定区分	要支援（ 1 2 ） 要介護（ 1 2 3 4 5 ）	
	障害程度区分	区分1　区分2　区分3　区分4　区分5　区分6	
	主たる疾患(障害)名		
	実施行為種別	口腔内の喀痰吸引 ・ 鼻腔内の喀痰吸引 ・ 気管カニューレ内部の喀痰吸引 胃ろうによる経管栄養 ・ 腸ろうによる経管栄養 ・ 経鼻経管栄養	

指示内容	具体的な提供内容
	喀痰吸引 (吸引圧、吸引時間、注意事項等を含む)
	経管栄養 (栄養剤の内容、投与時間、投与量、注意事項等を含む)
	その他留意事項 (介護職員等)
	その他留意事項 (看護職員)

(参考) 使用医療機器等	1. 経鼻胃管	サイズ：＿＿＿Fr、種類：
	2. 胃ろう・腸ろうカテーテル	種類：ボタン型・チューブ型、サイズ：＿＿＿Fr、＿＿＿cm
	3. 吸引器	
	4. 人工呼吸器	機種：
	5. 気管カニューレ	サイズ：外径＿＿＿mm、長さ＿＿＿mm
	6. その他	

緊急時の連絡先
不在時の対応法

※1.「事業者種別」欄には、介護保険法、障害者自立支援法等による事業の種別を記載すること。
　2.「要介護認定区分」または「障害程度区分」欄、「実施行為種別」欄、「使用医療機器等」欄については、該当項目に○を付し、空欄に必要事項を記入すること。

上記のとおり、指示いたします。

平成　年　月　日

機関名
住所
電話
（FAX）
医師氏名　　　　　　　㊞

（登録喀痰吸引等（特定行為）事業者の長）　殿

第7章 文書（診断書・意見書・証明書等）の費用

Q113 介護保険の居宅療養管理指導算定患者に，調剤薬局への診療情報提供料の請求は可能？

A 診療情報提供料は医療機関以外に宛てて記載しても算定できる場合があります。情報提供先とその目的で決まっています。ただし，自院において介護保険の「居宅療養管理指導」算定している患者さまには，診療情報提供料は算定できません。

解説

□保険薬局による訪問薬剤管理指導の必要を認め，在宅での療養を行っている通院が困難な患者さまに同意を得て，当該保険薬局に対して診療状況を示す文書を添えて「在宅患者訪問薬剤管理指導」に必要な情報を提供した場合に，月1回に限り算定できます。

POINT
- ◎在宅患者訪問薬剤管理指導に係る情報提供
- ◎患者1人につき月1回を限度とする
- ◎保険薬局以外にも算定できる機関あり

＜医療機関以外の情報提供＞

区分	情報提供先	目　的
注2	市町村 保健所 精神保健福祉センター 指定居宅介護支援事業者 地域包括支援センター 指定介護予防支援事業者 指定特定相談支援事業者 特定障害児相談支援事業者	保健福祉サービスのため 当該患者に係る健康教育，健康相談，機能訓練，訪問指導等の保健サービス，ホームヘルプサービス，ホームケア促進事業，ショートステイ，デイサービス，日常生活用具の給付等の介護保険の居宅サービスもしくは福祉サービスを有効かつ適切に実施するために必要な診療ならびに家庭の状況に関する情報 「市町村」又は「指定居宅介護支援事業者等」について ●入院患者…患者の同意を得て，退院日の前後2週間以内に行った場合のみだが，退院前算定の場合，介護支援等連携指導料算定患者については，算定不可
注3	保険薬局	在宅患者訪問薬剤管理指導のため 通院困難な在宅患者に対して適切な在宅医療を確保するため，当該患者の選択する保険薬局の保険薬剤師が，訪問薬剤管理指導を行う場合であって，当該患者又はその看護等にあたる者の同意を得たうえで，当該保険薬局に対して処方箋又はその写しに添付して，当該患者の訪問薬剤管理指導に必要な診療情報を提供した場合に算定する。なお，処方箋による訪問薬剤管理指導の依頼のみの場合は算定できない。
注4	精神障害者施設 　グループホーム，ケアホーム，障害者支援施設，自立訓練施設，就労移行支援施設，福祉ホーム，就労継続支援施設 介護老人保健施設（併設除く）	「入所もしくは通所している患者」の医療機関での診療に基づく情報の提供のため 精神障害者である患者であって，左記の施設に入所している患者又は介護老人保健施設に入所している患者の診療を行っている保険医療機関が診療の結果に基づいて，患者の同意を得て当該患者が入所しているこれらの施設に対して文書で診療情報を提供した場合に算定する。
注5	介護老人保健施設（併設除く） 介護医療院	入所等のため

339

＜医療機関等への情報提供＞

区分	情報提供先	目的
注6	認知症疾患医療センター 精神障害者施設 介護医療院	認知症の鑑別診断，治療方針の選定等のため認知症の症状にある患者の鑑別診断，治療方針の選定等を行うものとして認知症に関する専門の保険医療機関等に対して情報提供を行った場合に算定する。

第7章 文書（診断書・意見書・証明書等）の費用

Q114 保険請求できる文書にはどのようなものがある？

診療情報提供料をはじめ，はり・きゅう・マッサージ等の施術に対する同意書，または傷病手当金意見書など一部の文書はレセプトで請求が可能です。

□ 文書作成は，ほとんどが自費もしくは無償で交付しなくてはなりませんが，以下の文書料に限りレセプト請求が可能です。

POINT

- ◎ 診療情報提供料
- ◎ 療養費同意書交付料
- ◎ 傷病手当金意見書交付料
- ◎ 結核の公費申請に係る診断書及び協力料

＜保険請求できる文書等＞

名　称	点数	備　考
診療情報提供料Ⅰ	250点	他医療機関への紹介状や他施設への情報提供に係る文書 加算については**Q43**，**Q44**参照
診療情報提供料Ⅱ	500点	セカンドオピニオンを受けるための情報提供
療養費同意書交付料	100点	はり・きゅう・マッサージの施術に係る同意書又は診断書（柔道整復は除く）
傷病手当金意見書交付料	100点	傷病手当金を受けるために必要な意見書の交付
結核の公費申請（診断書）	100点	結核の公費申請にあたり必要な診断書の作成料
結核の公費申請（代行）	100点	結核の申請にあたり，患者のかわりに手続きを代行する場合の協力料（被保険者のみ対象）

紛失などによって再交付を行う場合は，保険診療の対象とならないので全額患者さまの自己負担になります。

第7章 文書（診断書・意見書・証明書等）の費用

Q115 保険外として実費請求できる文書にはどのようなものがある？

公的保険の給付を受けるために必要な書類のうち，例外的に有償で交付できるものと，公的保険の給付と関係ないため有償で交付できるものもあります。

□有償で交付してよい文書の料金はほとんどが任意で金額を設定できます。また労災の診断書のように公定価格が決まっているものもあります。

POINT

◎ 有償の文書料は任意に設定できる
◎ 労災，介護保険における要介護認定の二次判定等は公定価格が決まっている
（発行の際に提出先に要確認）

＜公的保険の給付を受けるために必要な書類のうち，例外的に有償で交付できるもの＞
①出産育児一時金，家族出産育児一時金証明書
②出産手当証明書
③介護保険の施設系サービス利用前の健康診断
④小児慢性特定疾患医療申請のための意見書
⑤身体障害者手帳交付申請手続きのための診断書
⑥自立支援医療証（育成医療・更生医療）交付申請のための意見書等（初回申請時）
⑦自立支援医療（精神通院）の公費負担申請手続きのための診断書
⑧原爆被爆者対策による健康管理手当申請のための診断書
⑨難病医療費助成制度の申請手続きのための臨床調査個人票（診断書）
⑩特定疾患治療研究事業の公費負担申請の臨床調査個人票・意見書・診断書
⑪先天性血液凝固因子障害等治療研究事業の公費負担申請のための診断書
⑫肝炎治療特別促進事業によるB型・C型肝炎に係る医療費助成を受けるための診断書
⑬予防接種健康被害救済制度の申請のための診断書等
⑭医薬品副作用被害救済制度の救済給付の請求のための診断書
⑮保険診療に係る明細書
　（レセプト電子請求を行っていない医療機関等。実費相当）

＜公的保険の給付と関係ないため，有償で交付できるもの＞
①民間保険の給付を受けるための証明書代
②カルテ開示手数料
③死亡診断書
④死体検案書
⑤死産証明書
⑥死胎検案書

＜その他有償で交付できる証明書や診断書＞

①感染症など登校禁止の疾患に対する証明書
②会社等から求められた場合の診断書及び証明書

＜申請書・証明書に係るもの＞

名　称	費用	提出先	備　考
精神障害者通院医療費公費負担申請書	任意	市区町村等	障害者自立支援法に基づき，通院治療費の一部を公費負担する場合に作成する申請書に添付される医師の診断書
出生証明書	任意	市区町村	医師等が自ら立ち会った分娩で娩出されたことを確認した場合に，それを医学的に証明するもの
分娩証明書	任意	保険者	出産育児一時金請求書・家族出産育児一時金請求書を請求する場合に添付する証明書

第7章　文書（診断書・意見書・証明書等）の費用

患者請求不可の文書にはどのようなものがある？

公的保険の給付を受けるために必要な書類等は原則無償で交付します（例外は**Q109**参照）。

□代表例として，生活保護法における医療扶助において作成する「医療要否意見書」は公費としての文書の必要性から無償で交付するものに該当します。

POINT

◎ 公費に関する診断書・意見書
◎ 学校内のけがにおける医療費申請書（**Q107**参照）
◎ 入院歴確認に必要な「退院証明書」　等

＜公的保険の給付を受けるために必要な書類等＞

① 退院証明書
② 療養費支給申請のための領収証・明細書
③ 柔道整復の施術に係る保険医の施術同意書
④ 生活保護につき作成する証明書・医療要否意見書
⑤ 日本スポーツ振興センターへ提出する「医療等の状況」
⑥ 公害健康被害補償制度の認定更新診断書
⑦ 主治医診断報告書
⑧ 公害保健福祉事業及び環境保健事業参加に係る医師の意見書
⑨ 保険診療に係る明細書（レセプト電子請求の保険医療機関）

＜無償で交付する主な文書＞

名　称	提出先	備　考
医療要否意見書	福祉事務所	生活保護における医療扶助を受けるために必要な意見書
措置入院診断書	保健所長及び市町村長	精神保健福祉法に基づき，自傷他害のおそれがあると判断した者を知事の権限で強制的に入院させるために必要な診断書
更生医療要否意見書	市区町村等	障害者自立支援法に規定する18歳以上の身体障害者手帳を有する者を対象とし，主に手術を受ける場合に使用される意見書　手術の内容，医療費概算額などを記入する
感染症発生届	保健所長	新感染症・指定感染症・新型インフルエンザ等感染症・1～4類は直ちに届出が必要　5類のうち侵襲性髄膜炎菌感染症及び麻しんは直ちに，他は7日以内に届出
治療用具証明書	保険者	保険診療等で治療用具を作成した場合に，保険給付を受けるために療養費支給申請書に添付する証明書

資料 レセコンより出力可能なデータを院内経営分析に活用しよう！

＜診療行為別一覧とは＞

● 図1は1か月分の医療機関で行われた診療行為をまとめたデータ一覧です。（イジコンにより名称が異なりますが、どちらのイジコンからもデータ抽出は可能です）
● 現在あるデータを用い、実施され医療行為の対価が請求に繋がっているかの検証や貴院の診療内容の傾向を検証できる事例を示しました（図2～4）。

注）〔☆〕印はデータから算定漏れの検証，〔★〕印は貴院の診療内容の傾向の把握

〔☆〕「明細書発行体制等加算」は再診料の加算になります。電話等再診料であっても，加算点数の算定はできます。再診1,900＋電話再診15＝1,915回の加算点数の算定が正しく，電話再診の15回の算定漏れがわかります。

図1：診療行為別一覧・一部抜粋例（平成30年4月分・院内処方）

診療区分	診療行為コード	診療行為名称	点数	回数	点数×回数	金額
12	12●●●●	再診料	72.00	1,900.00	136,800.00	1,368,000.00
	12●●●●	電話等再診料	72.00	15.00	1,080.00	10,800.00
	12●●●●	明細書発行体制等加算	1.00	1,900.00	1,900.00	19,000.00
	12●●●●	夜間早朝等加算	50.00	2.00	100.00	1,000.00
21	21●●●●	アダラートL錠10mg	14.00	800.00	11,200.00	112,000.00
	21●●●●	アムロジンOD錠10mg	65.10	700.00	45,570.00	455,700.00
70	70●●●●	単純撮影（デジタル撮影）	68.00	180.00	12,240.00	122,400.00
	70●●●●	電子画像管理加算（単純撮影）	57.00	150.00	8,550.00	85,500.00
	70●●●●	単純撮影（イ）の写真診断	85.00	158.00	13,430.00	134,300.00
	70●●●●	単純撮影（ロ）の診断料	43.00	22.00	946.00	9,460.00

レセプトの診療区分

イジコンの点数マスタのコード（医療機関により異なります）

〔☆〕夜間早朝等加算の検証として平日は，18時以降の受付患者リストと算定件数の整合性を図ります。本ケースの場合，1か月30件の受付患者数がおり，28件（14,000円）の算定漏れとなっていました。

〔☆〕エックス線画像を電子媒体に保存している医療機関です。単純撮影が1か月180件施行されており，電子媒体に保存する電子画像管理加算の算定が30件算定漏れとなっていました。

図2：診療行為別一覧の集計（一部抜粋）活用例（平成30年4月分）〔★〕

診療区分	項目	金額	構成比
11.12	基本診療料	1,891,200	21.6%
13	医学管理等	1,023,770	11.7%
14	在宅医療	350,000	4.0%
20	投薬（調剤料・処方料） 内服薬 外用薬	2,000,480	22.8%
30	注射 薬剤	1,700,610	19.4%
40	処置 薬剤 処置材料	131,130	1.5%
50	手術 薬剤	102,232	1.2%
60	検査	1,538,010	17.6%
80	その他	21,860	0.2%
	計	8,759,292	100.0%

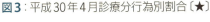

4月分収入 8,759,292円

平成30年4月分の保険収入は約876万円です。

図3：平成30年4月診療分行為別割合〔★〕

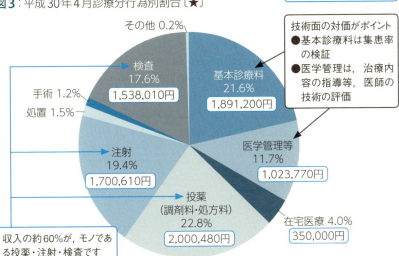

技術面の対価がポイント
● 基本診療料は集患率の検証
● 医学管理は，治療内容の指導等，医師の技術の評価

収入の約60%が，モノである投薬・注射・検査です

資料　レセコンより出力可能なデータを院内経営分析に活用しよう！

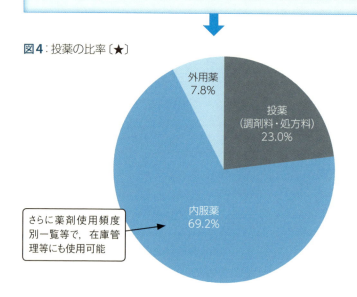

図4：投薬の比率〔★〕

索引

あ
あん摩 *325*
悪性腫瘍特異物質治療管理料 *87*

い
医学管理料 *32*
維持期リハビリ *121*
一連の撮影 *269*

え
エックス線撮影料 *272*
栄養食事指導料 *116*

お
オンライン医学管理料 *70*
オンライン在宅管理料 *70*
オンライン診療料 *70*
往診 *139*
　──料 *140*

か
カルテ *29*
かかりつけ医機能 *59*
架空請求 *32*
過誤調整 *315*
介護職員等喀痰吸引等指示書 *334*
介護予防通所リハビリテーション *302*
介護予防訪問リハビリテーション *302*
介護リハビリ *121*
外来管理加算 *206*
外来後発医薬品使用体制加算 *194*

外来迅速検体検査加算 *249*
患者申し出療養 *15*
患者一部負担金 *8*
管理栄養士 *116*

き
機能強化加算 *59*
基本診療料 *39*
休日加算 *52, 210*
給付率 *4*

け
鶏眼 *223*
継続受診 *54*
健康保険法 *6*
検体採取料 *258*

こ
抗うつ薬 *178*
抗精神病薬 *178*
抗てんかん剤 *86*
抗微生物薬適正使用の手引き *100*
抗不安薬 *178*
後期高齢者医療制度 *1*
向精神薬 *178*
　──調整連携加算 *184*
交通事故 *326*
公費負担医療制度 *17, 23*
　──一覧 *18*
国民皆保険制度 *1*

351

国民健康保険 1
混合診療 13

査定 315
　──減点 254
細菌顕微鏡検査 252
再診 61
再審査請求 315
再請求 315, 318
在宅がん医療総合診療料 164
在宅患者訪問診療料 142, 145
在宅時医学総合管理料 153, 154
在宅自己注射指導管理料 173
在宅療養支援診療所 149
在宅療養指導管理材料加算 167, 171
在宅療養指導管理料 167

CA125 90
CA602 90
ジギタリス製剤 86
指圧 325
四肢ギプス包帯 225
施設基準の届出 42
施設入居時等医学総合管理料 153, 154
時間外加算 48, 210
時間外緊急院内画像診断加算 265
時間外緊急院内検査加算 265
時間外対応加算 61
時間外特例加算 50

自己注射 173
自費診療 13
湿布薬 185
実費徴収 9
手術の時間外等加算 231
主傷病 176
腫瘍マーカー検査 89
処方箋 197
　──料 187, 191
処方料 187, 191
小児運動器疾患指導管理料 97
小児科 94
　──外来診療料 98
小児かかりつけ診療料 98
小児科療養指導料 96
小児抗菌薬適正使用支援加算 108
傷病手当金 323
　──意見書交付料 323
神経ブロック 243
心身医学療法 281
深夜加算 210
診療時間 48
診療情報提供料 123, 125, 338
診療の具体的方針 28
診療報酬の入金 38
診療報酬明細書 34
診療録 29
　──の記載 28
　──の記載及び整備 28

人工腎臓 *215, 219*

人工透析 *219*

す

睡眠薬 *178*

せ

生活習慣病 *112*

請求待ち *319*

精神科オンライン在宅管理料 *70*

精神科専門療法 *32*

接骨院 *324*

選定療養 *15*

そ

創傷 *234, 238*

　——面 *211*

た

多剤投与 *178*

単一建物診療患者 *147*

ち

地域包括診療加算 *65, 106*

地域包括診療料 *65*

注射 *203*

　——加算 *200*

帳簿等の保存 *28*

つ

通院・在宅精神療法 *287*

通所リハビリテーション *302*

月遅れ *318*

　——請求 *315*

て

手帳記載加算 *129*

低薬価薬剤 *176*

電子画像管理加算 *273*

電子カルテ *279*

電話再診 *63*

と

取り下げ依頼 *315*

同一建物居住者 *147*

同一日複数科受診 *56*

同時撮影 *276*

特掲診療料 *39*

特定疾患処方管理加算 *193*

特定疾患療養管理料 *74, 76*

特定の保険薬局への誘導の禁止 *28*

特定保険医療材料 *233*

特定薬剤治療管理料1 *79, 82, 85*

特定薬剤治療管理料2 *81*

読影料 *267*

な

軟属腫 *222*

に

ニコチン依存症管理料 *119*

二重指定制度 *21*

日本スポーツ振興センター災害共済給付金 *320*

乳幼児育児栄養指導料 *95*

尿沈渣 *252*

認知行動療法 *284*

353

認知症サポート医 *132*

認知症サポート指導料 *138*

認知症疾患医療センター *132*

認知症専門医療機関紹介加算 *136*

認知症専門医療機関連携加算 *136*

認知症専門診断管理料 *136*

認知症療養指導料 *137*

認知療法 *284*

は

はり・きゅう *325*

ひ

ビタミン剤 *201*

被用者保険 *1*

評価療養 *14*

標榜診療科 *92*

病理組織標本作製料 *262*

ふ

副傷病 *176*

副木 *213*

へ

返戻 *315*, *318*

胼胝 *223*

ほ

保険医 *21*

保険医療機関 *21*

　　——及び保険医療養担当規則 *25*

保険外併用療養費 *13*

保険給付 *4*

保険診療 *13*, *21*

訪問看護指示料 *331*

訪問診療 *139*

訪問リハビリテーション *302*

発作を繰り返す疾患 *307*

ま

マッサージ *325*

麻酔の時間外等加算 *231*

慢性維持透析 *216*

め

明細書 *46*

　　——発行体制等加算 *61*

も

目標設定等支援・管理料 *291*

や

夜間・早朝等加算 *49*

薬剤血中濃度測定 *85*

薬剤情報提供料 *128*, *130*

薬剤適正使用連携加算 *108*

ゆ

疣贅 *222*

り

リハビリテーション *291*, *302*

　　——総合計画評価料 *296*

領収証 *46*

療養計画書 *115*

療養担当規則 *27*

療養費同意書交付料 *325*

れ

レセプト *34*

著者 長面川 さより（なめかわ さより）
　　　株式会社ウォームハーツ 代表取締役
　　　学校法人川口学園埼玉女子短期大学 客員准教授
　　　東京大学医学部附属病院 保険診療指導顧問
　　　東北医科薬科大学病院 保険診療指導顧問
　　　上記の他，顧問医療機関あり

● 株式会社ウォームハーツ
　〒130-0013 東京都墨田区錦糸4-10-9-205
　TEL：03-6658-5718　FAX：03-6658-5719
　http://www.warmhearts.info/index.html

Dr.のための
「知ってトクする」
診療所レセプトQ&A116

定価（本体3,500円＋税）
2012年6月30日　　　　第1版
2012年7月31日　　　　　2刷
2014年6月30日　改題 第2版
2016年6月30日　改題 第3版
2018年7月20日　改題 第4版

著　者　長面川さより
発行者　梅澤俊彦
発行所　日本医事新報社　www.jmedj.co.jp
　　　　〒101-8718　東京都千代田区神田駿河台2-9
　　　　電話（販売）03-3292-1555　（編集）03-3292-1557
　　　　振替口座　00100-3-25171
印　刷　ラン印刷社
© Sayori Namekawa 2018 Printed in Japan
ISBN978-4-7849-4312-8　C3047　¥3500E

本書の複製権・翻訳権・上映権・譲渡権・公衆送信権（送信可能化権を含む）は（株）日本医事新報社が保有します。

JCOPY　＜（社）出版者著作権管理機構 委託出版物＞
本書の無断複写は著作権法上での例外を除き禁じられています。複写される場合は，そのつど事前に，（社）出版者著作権管理機構（電話 03-3513-6969，FAX 03-3513-6979，e-mail:info@jcopy.or.jp）の許諾を得てください。